临床
心电图 掌中宝

第二版

主　编：陈　英　邹　旭

副主编：刘付元一　沈世军

编　委：谢　婷　路　嵘　吴文金　庄　菁　张惠英
　　　　陈玉仪　谢惠英　叶焕文　陈　舒

SPM 南方出版传媒

广东科技出版社 | 全国优秀出版社

·广州·

图书在版编目（CIP）数据

临床心电图掌中宝 / 陈英，邹旭
主编. —2版. —广州：广东科技出版
社，2018.4（2024.7重印）

ISBN 978-7-5359-6752-7

Ⅰ.临…　Ⅱ.①陈…②邹…
Ⅲ.①心电图—基本知识　Ⅳ.①
R540.4

中国版本图书馆CIP数据核字
（2017）第115540号

责任编辑：曾永琳　马霄行
封面设计：友间文化
责任校对：罗美玲
责任印制：彭海波

出版发行：广东科技出版社
　　　　　（广州市环市东路水荫路11号　邮政编码：510075）
销售热线：020-37607413
https://www.gdstp.com.cn
E-mail: gdkjbw@nfcb.com.cn
经　　销：广东新华发行集团股份有限公司
排　　版：广州市友间文化传播有限公司
印　　刷：佛山市浩文彩色印刷有限公司
　　　　　（南海区狮山科技工业园A区　邮政编码：528225）
规　　格：889mm×1 194mm 1/64　印张6.75　字数200千
版　　次：2005年10月第1版　2018年4月第2版
　　　　　2024年7月第22次印刷
定　　价：29.00元

如发现因装质量问题影响阅读，请与承印厂联系调换。

前　言

　　心电图已成为医疗实践中极为普及和重要的诊断手段。掌握心电图的基本知识是每一位临床医生必备的基本功。临床医生应学会阅读各种心电图。能解释常见的心电图学现象，将心电图和临床有机地、合理地结合起来，使心电图检查技术更好地辅助临床工作，更好地为临床医学服务。据此，我们搜集了国内外有关资料并结合自己的临床实验编写了《临床心电图掌中查》。

　　本书主要内容包括心电图学基础知识、正常心电图及异常波形的临床意义、心电图诊断内容、心房扩大与心室肥厚、冠心病的心电图、心律失常、药物影响与电解质紊乱、心电图试验及其他心电学检查方法、常见心电图的鉴别诊断。

　　本书图文并茂，并将许多难于理解的抽象理论以图解的方式显示出来，在心律失常章节中，把原理图与心电图结合起来，使深奥枯燥的心电图学变得简明易懂，易于掌握，便于读者在提高阅图能力的同时，更好地理解和掌握心电图学基本理论。本书将各种疾病的心电图表现与常见病因、处理措施结合起来，将心电图与临床紧密联系在一起，希望能为临床医务工作者提供有力的帮助。

本书可作为广大医学生、临床医生、心电图工作者的口袋书，是学习临床心电图有用的参考书。

衷心感谢广东科技出版社对本书的出版发行给于的帮助和支持。

限于作者本身存在的局限性，书中难免存在缺点和错误，希望读者予以批评指正。

编者

2017.11

目 录

第一章　心电学基础知识

第一节　心肌的电生理特性

心脏每次机械性收缩之前，心肌细胞首先发生电激动，心脏细胞的电激动是触发其机械活动的始动因素。心脏在激动过程中产生的微小生物电流可经人体组织传导到体表，将测量电极放置在人体表面的一定部位，连接一个装有放大和描记装置的心电图机，把每一心动周期的心脏电位变化描记成连续的曲线，这就是体表心电图。

一、心脏的传导系统

心脏的传导系统是一种具有起搏和传导激动非常迅速的特殊心肌。主要由窦房结、心房内传导束、房室交界区、房室束、心室内传导束组成（图 1-1）。

（一）窦房结

位于上腔静脉前外侧壁的静脉窦与右心房交界处，故名窦房结。呈稍横置的梭形，分头、体、尾三部分。窦房结中央的 P 细胞具有产生节律性兴奋（冲动）的能

1

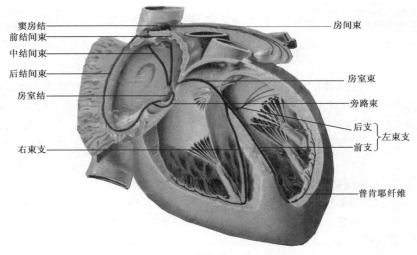

窦房结 —————
前结间束 —————
中结间束 —————
后结间束 —————
房室结 —————
右束支 —————

房间束
房室束
旁路束
后支 }
前支 } 左束支
普肯耶纤维

图 1-1　心脏传导系统示意图

力，是心脏的最高起搏点。

（二）心房内传导束

位于窦房结与房室结之间，包括前、中、后三条结间束。其功能是将窦房结冲动传至房室结，同时沿心房传导，引起心房肌收缩。

（三）房室交界区

房室交界区包括房结区、结区和结希区。房室交界区的功能有三：①传导作用，近来认为房室交界区有两条传导途径，一条是正常快径路传导途径，不应期长，另一条是慢传导途径，不应期短；②对兴奋的传导起延搁作用，约为40ms；③起搏作用。

（四）心室内传导束

包括房室束、左束支、右束支和普肯耶氏纤维网，共同构成希 - 普氏系统。

1. 房室束

又称希氏束，是房室结的延伸部分，穿过中心纤维体，进入室间隔膜部的下缘，末端延续为右束支。房室束与三尖瓣、主动脉瓣及室间隔关系密切。上述这些部分损伤易影响房室束。

2. 左束支

由房室束分出后穿过室间隔膜部下缘，下行于肌性室间隔左侧心内膜深处，呈扇形展开成三组：①左前分支。该分支分布的范围主要为室间隔左侧面的前半部、左心室前壁和侧壁，以及前乳头肌。②左后分支。分支较近，有如左束支主干的直接延续。该分支分布的范围主要为室间隔左侧的后半部、左心室后下壁及后乳头肌。③间隔支。较为细小，一般认为该支在室间隔的中下部形成纤维网。间隔支的兴奋形成 QRS 波群的起始向量。

3. 右束支

它是由一组细长的纤维组成，沿室间隔右侧面的心内膜下走行至右心室前乳头肌根部散成分支。右束支因其细长，故较易损伤。

4. 浦肯野纤维

由左右束支的末梢部分反复分支形成的终末细小纤维的心内膜下交织而成，纤维网在心室间隔的中下部、心尖、乳头肌的基底部分布较丰富，而在心底部、动脉口周围和心室间隔上部则分布较少，所以兴奋是由心尖经游离壁向上传导，心脏收缩顺序是由心尖向心底部进行。

二、心脏的神经支配

心脏受交感神经及迷走神经的直接支配。交感神经分布的区域较迷走神经广，除传导系统各部分外，尚可到达心室肌肉组织。而迷走神经只抵达窦房结、房室结、房室束及其束支。浦肯野纤维网及心室肌内并不含有迷走神经。

一般而言，交感神经为心脏的加速神经，使心肌的自律性、传导性、收缩性均加强，使不应期缩短，尤其是房室结不应期明显缩短。与此相反，迷走神经为心脏的抑制神经，迷走神经张力的变化使房室结不应期明显增加，心房肌不应期缩短，心室不应期变化不大。

窦房结受迷走神经和交感神经的控制，以前者为主，房室结传导主要受交感神经的调节。迷走神经对窦房结的调节作用反映在每次窦性心动周期上，而交感神经对窦房结的调节缓慢，通常在20s以后才起作用。

自主神经影响着心肌各组织的不应期，包括预激旁路的不应期。

三、心脏的血管分布

心脏由左、右冠状动脉供给血液。左冠状动脉起自左侧后主动脉窦，有两个主要分支即左前降支和左回旋支。前者往往绕过心尖，走向左心室后面而进入心肌内；后者沿房室沟绕过心脏的左缘至左室后面，与右冠状动脉相吻合。右冠状动脉起自前主动脉窦，走行于右侧房室沟内，环行至心脏后面，分出后降支到达心尖附近（图 1-2，图1-3）。

左前降支借其分支分布于左室前壁、前乳头肌、心尖、右室前壁一小部分、室间

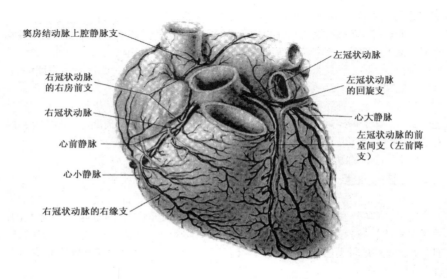

窦房结动脉上腔静脉支

左冠状动脉

右冠状动脉
的右房前支

左冠状动脉
的回旋支

右冠状动脉

心大静脉

心前静脉

左冠状动脉的前
室间支（左前降
支）

心小静脉

右冠状动脉的右缘支

图 1-2　冠状动脉和心脏静脉（胸肋骨面）

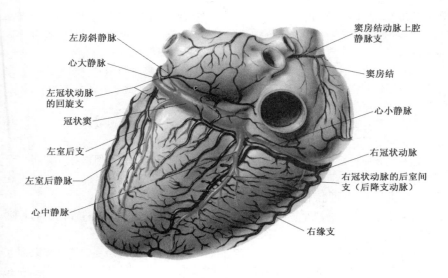

左房斜静脉

心大静脉

左冠状动脉
的回旋支

冠状窦

左室后支

左室后静脉

心中静脉

窦房结动脉上腔
静脉支

窦房结

心小静脉

右冠状动脉

右冠状动脉的后室间
支（后降支动脉）

右缘支

图 1-3　冠状动脉和心脏静脉（膈面）

7

隔的前 2/3 以及心传导系的房室束、右束支、左束支的前半及左前分支、左后分支。

　　回旋支借其分支分布于左房、左室前壁一小部分、左室侧壁、左室后壁的一部或大部，甚至可达左室后乳头肌，约 40% 的人分布于窦房结。

　　右冠状动脉一般分布于右房、右室前壁大部分、右室侧壁和后壁的全部、左室后壁的一部分和室间隔后 1/3、右束支后半、左后分支，此外，还分布于房室结（93%）和窦房结（60%）。

　　窦房结和房室交界区均有动脉分支相互吻合，形成丰富的侧支循环，可保证窦房结和房室交界区有充足的血供。左后分支多为双重供血。

　　冠状动脉自心脏外膜分支各心内膜供给血液，其层支越在心肌深处，其间的交通支越少。因此，心肌缺血、损伤往往是自心内膜始，向心外膜延伸。

四、心肌的电生理特性

　　心肌细胞的电生理特性是以生物电变化，即跨膜电位变化为基础而形成的心肌细胞的某些生理特性，包括自律性、兴奋性和传导性。

　　正常的心脏冲动起源于窦房结，首先引起心房激动，同时经房内的结间束到达房室结，再经房室束（希氏束）、左右束支及浦肯野纤维网传布至心室肌，引起心室的激动。心脏激动具有正常节律，这是由心肌的电生理特性所决定的。

（一）自律性

自律性是指心肌自律细胞能依靠本身内在的变化而自发有节律地发生兴奋的性

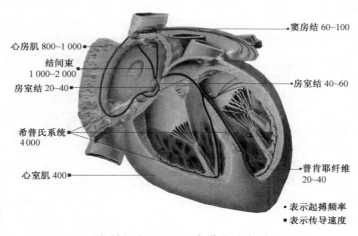

图 1-4　起搏频率（bpm）与传导速度（mm/s）

能。心脏含有自律性细胞（又称起搏细胞），具有舒张期缓慢自动除极的特性，但不同组织的细胞，其自律性是不一样的（图1-4）。自律性最强的是窦房结，发放冲动的频率为60~100次/min；其次为房室交界区，其频率为40~60次/min；频率最慢的是希氏束以下的浦肯野纤维，其频率为20~40次/min。正常情况下，由于窦房结的自律性最强，其他部位均被超速抑制，故窦房结发放的冲动支配了整个心脏的电学活动。某些病理情况下，窦房结自律性下降或其兴奋传出受阻时，或潜在起搏点的自律性增高大于窦房结的自律性时，则潜在的起搏点可一时或持久地主宰整个心脏节律，称为异位节律。

（二）兴奋性

兴奋是指细胞受外来刺激或由内在变化而发生的膜除极化现象。兴奋性是指心肌细胞对适当刺激能发生兴奋，即产生动作电位的特性。正常情况下，心脏内的窦房结是通过本身内在变化而发生兴奋，其余部位则是由于窦房结传导的兴奋作为刺激而发生兴奋。在一个心动周期中，心肌的兴奋性可分以下5期（图1-5，图1-6）。

（三）传导性

传导性是指兴奋或动作电位沿细胞膜不断向外扩布的特性。心脏内的特殊传导组织和心肌组织都有传导性，但其传导速度有很大差别（图1-4）。浦肯野系统、房

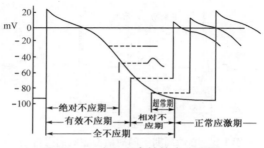

图 1-5　心室肌兴奋性的成分分期

室束及其束支的传导速度最快，约为 4 000mm/s；而房室结最慢，为 20～40mm/s；心房肌为 800～1 000mm/s；心室肌约为 400mm/s；结间束为 1 000～2 000mm/s。房室结传导的延迟，使得心房和心室按顺序收缩，保证心室血液的充分充盈。如果激动在传导途径中任一部位发生传导延迟或中断，则会出现各种阻滞。

此外，心肌细胞接受激动后，于电学活动后 0.02～0.07s 出现机械收缩，使血液在密闭的管道内不停地流动，称为心肌的收缩性。

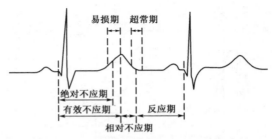

易损期　超常期

绝对不应期

有效不应期

相对不应期

反应期

图1-6　心动周期不同时期心室肌的兴奋性

第二节　心电图的导联系统

一、标准12 导联

目前国际上公认的 12 导联心电图体系是肢体导联 Ⅰ ～ aVF 和胸壁导联 V_1 ～ V_6。特殊情况下加做 V_3R ～ V_6R、V_7 ～ V_9 以弥补体表 12 导联的不足。

二、肢体导联

即 3 个标准导联加 3 个加压单极肢体导联。

（一）标准导联 I、II、III

见图 1-7。

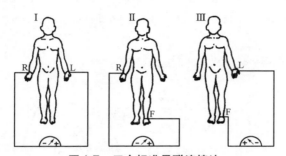

图 1-7　三个标准导联连接法

将电极放置在左上肢（LA）、右上肢（RA）和左下肢（LL）上，分别记录 LA（+）~RA（-）、LL（+）~RA（-）、LL（+）~LA（-）之间的电位差，相对应的导联即是 I、II 和 III 导联。

（1）以直线连接 LA、RA、LL 三点，构成一个 Einthoven 三角（爱氏三角）。

（2）3个电极形成三角的每一个边代表一个导联（Ⅰ、Ⅱ、Ⅲ导联）。

（3）每个导联使用不同的电极对　Ⅰ导联：LA为正极，RA是负极。Ⅱ导联：LL为正极，RA是负极。Ⅲ导联：LL为正极，LA是负极。右腿上可放置一个"无关电极"。

（二）加压单极肢体导联 aVR、aVL、aVF

见图1-8。

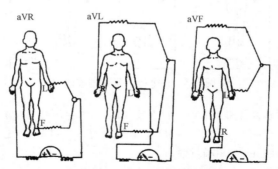

图1-8　加压肢体导联连接法

（1）Frank Wilson 在 Einthoven 学说基础上发展了"中心电站"学说 即把安放在右上肢、左上肢和左下肢的电极连通，每根导线上各加 5 000Ω 电阻。3 个电极连通之处为中心电站（魏氏电站，此中心电站电位的理论值为 0）。

（2）Goldberger 改进上述记录方法 在描记某一肢体单极导联心电图时，将那个肢体与中心电端的连接截断，心电波幅可增加 50%。即为现在使用的"加压单极肢体导联"。

（3）将电极放置在左臂（LA）、右臂（RA）和左腿（LL）上，分别记录 LA（+）~0（-）、RA（+）~0（-）、LL（+）~0（-）之间的电位差，相对应的导联即是 aVL、aVR 和 aVF 导联。

（4）每个导联使用不同的电极对 aVR 导联 RA 为正极，与 LA、LL 相连的中心电站为负极；aVL 导联：LA 为正极，与 RA、LL 相连的中心电站为负极；aVF 导联：LL 为正极，与 RA、LA 相连的中心电站为负极。

三、胸壁导联

见图 1-9。

（1）将探查电极放置于胸壁特定部位作为正极，负极为中心电站。

V_1 导联：胸骨右缘第 4 肋间。

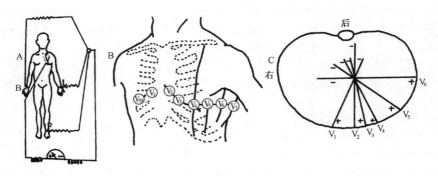

图 1-9 胸壁导联

V_2 导联：胸骨左缘第 4 肋间。

V_3 导联：V_2、V_4 连线中点。

V_4 导联：左锁骨中线第 5 肋间。

V_5 导联：左腋前线与 V_4 处于同一水平。或者 V_4、V_6 导联连线中点。

V_6 导联：左腋中线与 V_4 处于同一水平。

特殊情况下可加做下列导联：

V_7 导联：左腋后线 $V_4 \sim V_6$ 同一水平。

V_8 导联：左肩胛线 $V_4 \sim V_7$ 同一水平。

V_9 导联：后正中线 $V_4 \sim V_8$ 同一水平。

V_{3R} 导联：V_3 导联的右侧对应部位。

V_{4R} 导联：V_4 导联的右侧对应部位。

V_{5R} 导联：V_5 导联的右侧对应部位。

V_{6R} 导联：V_6 导联的右侧对应部位。

（2）胸壁导联记录方式与加压单极肢体导联记录方式类似，都是记录某点与 0 电位的电位差。

（3）与单极加压肢体导联不同，6 个胸导联的导联是不太均匀地分布在一个横面上。

标准导联和加压单极肢体导联均反映心脏额面的电位变化，故称为额面导联。单极胸导联反映心脏横面的电位变化，故称为横面导联。将额面六个肢体导联轴平行移至中心 0 点处，便可得到一个辐射状的几何图形，称为 Bailey 六轴系统（图 1-10）。

各胸导联的导联轴近似在一个水平面上，所以胸前导联轴又称为水平面导联轴（图 1-11）。

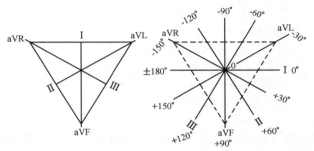

图 1-10　Bailey 六轴系统与心电图各导联之间的关系

在临床实践中，心电图机内线路已设计好，只要将标有红、黄、绿、黑 4 种不同颜色的电极板，按顺序置于右上肢、左上肢、左下肢、右下肢，将心电图机选择导联的开关分别拨到Ⅰ、Ⅱ、Ⅲ、aVR、aVL、aVF 的位置，即可获得各导联的波形。

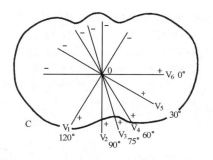

图 1-11　胸前水平面导联轴

第三节　心电及心电图波形产生的原理

一、心肌细胞的除极与复极

　　静息状态下，细胞膜外带正电荷，细胞膜内为负电荷，细胞膜内外的电位差，称为静息电位。此时，细胞膜外各点的正电荷分布均匀，没有电位差，因而没有电流产生，此时称为极化状态（图 1-12A），探查电极描记出一电平线。当心肌细胞一端受刺激时，细胞膜钠通道开放，Na$^+$ 迅速内流，细胞内电位升高，细胞外电位降低，此为除极进行（图 1-12B）。表现为细胞已除极的部分电位低（电穴），未除极部分电位高（电源），这就产生了动作电流，电源在前，电穴在后，沿除极方向前进。探查电极放在除极进行的前方，对着电源，描出向上波。除极进行完毕，细胞膜外变成均匀的负电位，称为除极状态（图 1-12C）。此时无电位差，原向上的波又

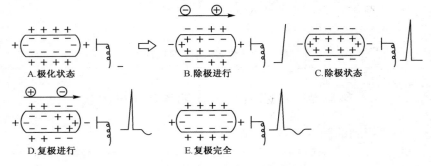

图 1-12　心肌细胞的除极与复极

20

降至电平线。以上除极的电位变化历时仅 1～2ms，描记的波形陡直而窄。细胞除极完毕后开始复极过程。复极自先除极的一端开始，已复极的一端为电源，未复极的一端为电穴，此时产生的电位差和动作电流，电穴在前，电源在后，探查电极对着电穴，描出向下波（图 1-12D）。复极进行速度慢，描记的波形圆钝而宽。一旦复极完毕，细胞表面为均匀分布的正电荷，无电位差和电流产生，则曲线迅速回至电平线（图 1-12E）。

二、心室肌细胞膜电位产生原理

心室肌细胞膜电位由静息电位和动作电位组成（图 1-13）。

（一）静息电位

正常情况下，心肌细胞内液 K^+ 浓度约为细胞外液的 20～30 倍，而细胞外液 Na^+ 约为细胞内液的 10～20 倍。在静息状态下，细胞膜仅对 K^+ 有通透性，K^+ 外逸，而留下蛋白质负离子在细胞内。达到平衡时，形成内负外正的细胞内外电位差。静息状态下，细胞内外的电位差，称为静息电位（如膜外电位为 0，则细胞内静息电位为 -90mV）。

21

（二）动作电位

心室肌细胞受外来刺激以后，迅速产生一个动作电位。

1. 除极

0 相——除极化过程，是 Na^+ 迅速进入细胞膜内形成的电位，Na^+ 内流短暂迅速，0 相振幅时间短，波幅高达 130mV 左右，占时仅 1～2ms。

2. 复极

1 相——早期快速复极期，是大量 Na^+ 内流的终止及 K^+ 外流和 Cl^- 内流而使细胞内电位迅速降低。约占时 10ms。

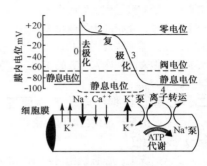

图 1-13　心室肌细胞膜电位产生原理

2 相——主要是 Ca^+ 缓慢内流、Cl^- 内流和 K^+ 外流达到动态平衡，形成平台期。持续 100～150ms。

3 相——晚期快速复极期，离子内流通道关闭（包括 Cl^- 和 Ca^+），而离子外流通道开放，K^+ 顺浓度差大量外流，使细胞内电位急剧变负，迅速达静息电位水平。

占时为 100 ~ 150ms。

4 相——此期钠-钾泵开始工作，使细胞内外的阴阳离子浓度重新恢复到原有的状态。

心肌缺血、损伤、坏死、炎症、药物影响等可改变离子通道的特性和功能，从而影响动作电位的变化以及心电图上 QRS、ST-T、Q-T 间期的改变。

三、心室肌细胞的动作电位与心电图的关系

见图 1-14。

四、心电向量和心电向量环的概念

(一) 心电向量

心肌细胞除极和复极过程中产生的电动力，既有大小又有方向，可以用物理学中的术语 "向量" 来表示。心电向量的特征，通常用一个箭头来表示 (图 1-15)，箭头的长短代表向量的大小，箭头为正、箭尾为负；电源在前，电穴在后，电流由电源流向电穴。而复极向量的标记方法恰好与除极向量相反，电穴在前，电源在后。

(二) 心电向量环

心房和心室在除极和复极过程中产生无数个上、下、前、后、左、右大小不等

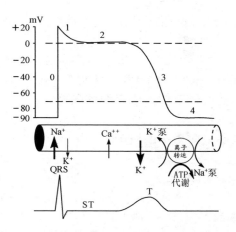

图 1-14 心室肌细胞的动作电位与大致
相应的心电图

24

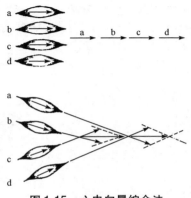

图 1-15　心电向量综合法

的向量，可以用图解法将它们综合成一个综合向量。而将无数个连续不断的瞬间综合向量的尖端连接起来，即可得到数个立体的向量环，P 环、QRS 环和 T 环，它们分别代表心房的除极、心室的除极和心室的复极向量。我们以心室除极为例来说明综合心电向量的概念及 QRS 环的形成（图 1-16）。

（1）电激动经过房室交界区后，沿左右束支迅速下传至心室。左束支在室间隔中下1/3处较早地分出室间隔支，故此处肌肉最早得到指令而除极，方向向右前方、偏上或偏下（起始向量）。

（2）与此同时，沿右束支下传的激动使心尖部室间隔右侧开始除极。

（3）沿左右束支下传的激动通过浦肯野纤维网几乎同时使左右室心内膜开始除极，向心外膜扩布。

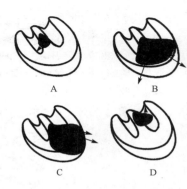

图 1-16　心室肌除极示意图

（4）心尖部室间隔左侧除极时，产生的电力较右室大，综合向量指向左前方。

（5）因左室厚，右室除极完毕后，左室仍在除极，且不受右室除极向量的抵消，故指向左侧的向量更大（最大向量）。

（6）左室后底部及室间隔底部一小块肌肉最后除极（此处浦肯野纤维分布少），向量指向左后上方（终末向量）。

通常设 5 ~ 6 个时间段，也即 5 ~ 6 个综合向量来示意心室除极 1 次的整个过程。理论上，以任何时间单位都可以得到相应数量的心电综合向量。

将以上心室除极过程中产生的连续不断的瞬间综合向量的尖端连接起来，即可得到一个立体的 QRS 向量环。在此向量环中，我们需要理解起始向量、最大向量、终末向量的概念及其与对应的 QRS 波形的关系。

五、心电图 P 波、Ta 波、QRS 波、T 波的产生

心脏在激动过程中产生的空间 P 环、QRS 环及 T 环，因是立体的，无法直接记录出来，可以将 P、QRS、T 环投影到额面、横面和侧面 3 个平面上，则得到 3 个平面心向量 P、QRS、T 环，即平面心向量图。

如果将额面心向量环再次投影到额面 6 个心电图的肢体导联轴线上，则形成标肢导联心电图，把横面心向量图投影在横面胸壁 V_1 ~ V_6 导联轴线上，形成了胸壁导联心电图，这就是心电图的产生原理——心向量两次投影的概念（图 1-17）。通过心向量的两次投影，不同导联上便记录到各种形态与振幅的 P 波、Ta 波、QRS 波、T 波（图 1-18）。

单个心肌细胞的除极与复极过程，为先除极的部位先复极，而心室的除极与复极顺序则不同。心室的除极从心内膜开始，但复极却是从压力小、温度高的心外膜

27

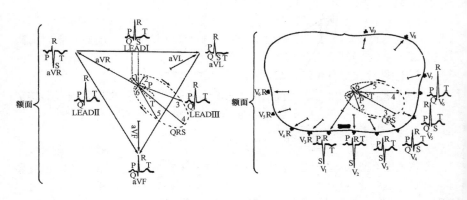

图1-17　心电图的产生原理——心向量两次投影的结果

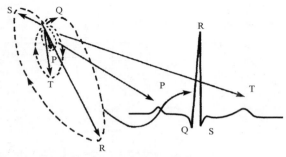

图 1-18　心向量环与心电图波形

开始。如此，心室除极向量与复极向量的方向一致，表现为正常心电图上 QRS 主波向上的导联 T 波也直立。

六、心脏电活动与心电图各波段的关系

体表心电图记录到的是普通心肌，即心房肌、心室肌的电活动（如心房除极、复极形成 P 波、Ta 波；心室除极、复极形成 QRS 波和 T 波）。体表心电图记录不到

特殊心肌如窦房结、房室结的电活动，因电能太弱，心电图上表现为直线。心电图是特殊心肌与普通心肌的电活动（直线与波形）叠加而成。心脏电活动与心电图各波段的关系见图1-19。

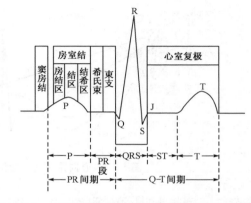

图1-19　心脏电活动与心电图各波段的关系示意图

第四节　心电图的测量

心电图最基本的测量参数包括心率、P波时间、P-R间期、QRS时间、Q-T间期、平均心电轴等。

心电图记录纸上有粗细两种纵线和横线（图 1-20）。纵线代表电压，用 mV 表示，特殊情况下可用 mm 表示。横线代表时间，用 s 或 ms 表示。通常心电图记录走纸速度为 25mm/s，故每小格代表 0.04s，每一大格（5 小格）代表 0.20s。定标电压是 10mm（10 小格）为 1mV，故每一小格代表 0.1mV，1mm＝0.1mV，每一大格代表 0.5mV。选择各波段比较清楚的导联，用分规进行测量。测量正向波的电压时，应从基线上缘测至波的最高点；测量负向波的电压时，应从基线下缘测至波的最低点。测量时间，应从某波开始的前缘测至该波终止的前缘。总之，测量时要除去基线的影响（图 1-21）。

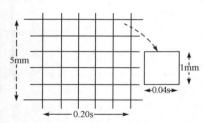

图 1-20　心电图纸上横线和纵线的含义

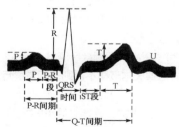

图 1-21　心电图各波段测量方法

一、心率测量

（一）方法1

用分规测量 P-P 或 R-R 间距，将测量的秒数乘以 100，再用查表法算出心率。

（二）方法2

用分规测量 P-P 或 R-R 间距，测得的秒数除以 60，所得商即为心率。

（三）简便目测法

心电图机常用的走纸速度为 25mm/s，即 5 个大格，故每一大格时间为 0.2s。目测 P-P 或 R-R 间距约占几个大格，便可推算出心率，如为 3、4、5 或 6 大格，其心率分别为 100 次/min、75 次/min、60 次/min、50 次/min。

（四）心电图测量尺

可使用心电图测量尺测出心率。

（五）心律失常节律不规则时的测量方法

（1）多个 P-P 或 R-R 间距平均值用 60 除，得出心率。

（2）房颤时，连续计算 10s 距离中的 R 波个数，乘以 6，算出平均心室率。

二、振幅测量

（1）P 波　选择 P 波振幅最大的导联，作为 P 波的最大振幅。

（2）Ptf-V_1 测量　Ptf V_1 表示 V_1 导联 P 波终末电势，是负向 P 波深度（mm）和宽度（s）的乘积（即 mm·s），测量时自 P 波基线下缘作水平延长线与 P 波下降支相交，此交点与 P 波终点之间的水平间距为负向 P 波宽度，水平线与负向波底端的垂直距离为负向 P 波的深度（图 1-22）。

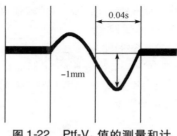

图 1-22　Ptf-V_1 值的测量和计算法

（3）QRS 波群、J 点、ST 段、T 波和 U 波振幅的测量统一采用 QRS 起始水平线作为参考水平　测量 R 波，自 QRS 起始部上缘垂直量到 R 波顶点，负向波（Q，S，QS）自 QRS 起始部下缘垂直量到波的底端。

（4）测量 ST 段　ST 段呈水平型下移时，测量 ST 段水平部与 QRS 起始部的垂直距离，ST 段呈上斜型或下斜型移位时，在 J 点后 80ms 处测量，并说明 ST 段移位的程度和形态。

（5）T 波　正向 T 波自参考水平线上缘垂直量至波顶点，负向 T 波自参考水平线下垂直量到波底端。U 波测量与 T 波相同。

三、时间测量

(一) P 波时间

在多导同步记录的心电图上，P 波的时间测量应是自最早出现 P 波导联的起点至最晚的 P 波终点，而单导联心电图上，应选择 12 导联中最宽的 P 波进行测量。

(二) P-R 间期

在多导同步记录的心电图上测得的 P-R 间期比较精确，应在同步记录的 I、II、III 导联或 12 导联中测量最早的 P 波起点至最早的 QRS 起点的间距。如在单导联记录的心电图上，则应选择 P 波宽大又有 Q 波的导联进行测量。

(三) QRS 时间

在多导同步记录的心电图中应从同步导联中最早的 QRS 起点至最晚的 QRS 终点作为 QRS 时间，在单导联心电图中，应选择 12 导联最宽的 QRS 进行测量。

(四) Q-T 间期

QRS 起点至 T 波终点的时距为 Q-T 间期。在多导同步记录的心电图上测量 Q-T 间期，最好的测量导联是 $V_1 \sim V_3$ 导联，从最早的 QRS 起点至最晚的 T 波终点。在测量 Q-T 间期时不能把 U 波计算在内。

第五节　心脏钟向转位

心脏钟向转位分为逆钟向转位及顺钟向转位（图1-23）。

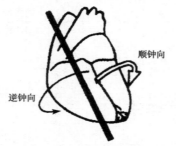

顺钟向

逆钟向

图1-23　心脏钟向转位

一、逆钟向转位

心脏沿其长轴作逆钟向转动（自心尖向上观），V_3 波形转至 V_1、V_5 波形转至 V_3。严重的逆钟向转位，V_5、V_6 图形转至 V_1。逆钟向转位见于左室肥大及心脏正常变异等（图1-24）。

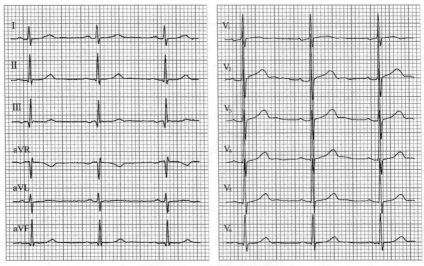

图 1-24　心脏逆钟向转位

二、顺钟向转位

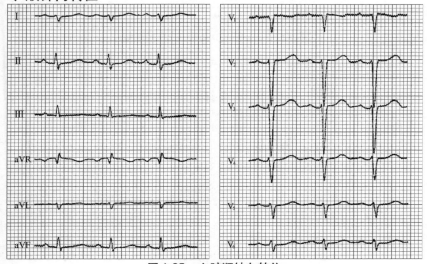

图 1-25 心脏顺钟向转位

心脏沿其长轴作顺钟向转动，右室波形向左延伸。$V_1 \sim V_6$ 导联 r 波减小，S 波逐渐加深。顺钟向转位见于右室肥厚、左前分支阻滞、$S_1 S_{II} S_{III}$ 综合征等（图 1-25）。

第六节　平均心电轴的测量

平均心电轴实际上是额面 QRS 向量环的综合向量。心脏电激动时产生无数瞬间向量，无数瞬间向量的综合称为平均心电向量。平均心电向量在额面导联轴上的投影称为额面平均心电轴。因此，平均心电轴的方向和额面 QRS 向量环的方向一致，指向左下方。平均心电轴的测量方法简介如下。

一、目测法

常用 I 与 III 导联 QRS 主波方向，目测 QRS 电轴（图 1-26）。

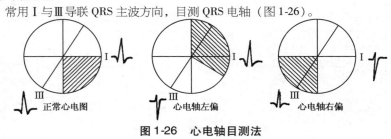

图 1-26　心电轴目测法

电轴正常（不偏）：Ⅰ与Ⅲ导联 QRS 主波均向上。

电轴右偏：Ⅰ导联 QRS 主波向下，Ⅲ导联 QRS 主波向上。

电轴左偏：Ⅰ导联 QRS 主波向上，Ⅲ导联 QRS 主波向下。

电轴不确定：Ⅰ与Ⅲ导联 QRS 主波均向下。电轴指向无人区。

二、查表法

求出Ⅰ与Ⅲ的 QRS 代数和后，使用查表法计算心电轴甚为方便。

第二章 正常心电图及异常波形的临床意义

第一节 P 波

代表左右两心房除极时的电位变化。

一、正常 P 波

(1) 方向　Ⅰ、Ⅱ、aVF、$V_4 \sim V_6$ 导联向上，aVR 导联向下，其余导联呈双向、倒置或低平均可。

(2) 时间　≤0.11s。

(3) 电压　肢导联 <0.25mV，胸导联 <0.15mV。

二、异常 P 波

(一) P 波增宽

时间 >0.11s，见于：

(1) 左心房异常　二尖瓣狭窄或关闭不全、冠心病、高血压等导致，左心房肥大，旧称"二尖瓣 P 波"（图 2-1）。

(2) 心房内阻滞。

（3）急性左心衰　可致可逆性P波增宽。

（4）心房梗死　P波增宽有明显切迹，伴P-R段偏移和房性心律失常，常有心室梗死的心电图表现。

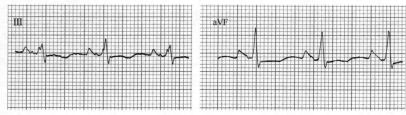

图2-1　左心房异常，旧称"二尖瓣P波"

（二）P波增高

肢导联电压≥0.25mV，胸导联≥0.15mV，见于：

（1）右心房异常　肺源性心脏病、肺动脉高压、肺动脉瓣狭窄等导致右心房肥大，旧称"肺型P波"（图2-2）。

（2）甲状腺功能亢进。

（3）低钾血症、交感神经张力增高、深呼吸、运动等。

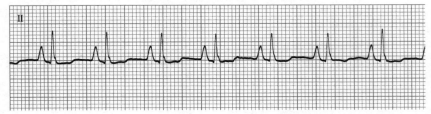

图2-2　右心房异常，旧称"肺型P波"

（三）P波减低

电压<0.05mV，见于：

（1）心包积液、胸腔积液、肺气肿、气胸。

（2）甲状腺功能低下。

（3）高钾血症。

（四）P波消失

见于：

（1）心房扑动、心房颤动　P波消失，代之以"F"或"f"波。

（2）窦性停搏。

（3）三度窦房阻滞。

（4）窦室传导（血钾过高时出现）。

（5）交界性心律（图2-3）。

（6）阵发性室性心动过速。

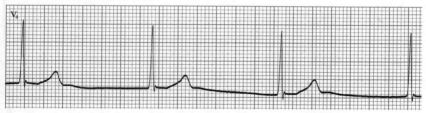

图2-3　交界性心律，P波消失（逆P融于QRS波群中）

（五）P波形态变化

见于：

(1) 游走心律　窦房结内游走、心房内游走、窦房结至交界区游走。

(2) 多源性房性早搏或房性心动过速。

(3) 房性并行心律合并房性融合波。

第二节　P-R　间　期

代表自心房开始除极至心室开始除极的时间。

一、正常 P-R 间期

时间为 0.12 ~ 0.20s。

二、异常 P-R 间期

（一）P-R 间期延长

见于：

(1) 一度房室阻滞　见于心肌炎、洋地黄或奎尼丁等药物过量。

(2) 迷走神经张力增高　使用阿托品后可恢复正常。

(3) 干扰性 P-R 间期延长。

(4) 房室结慢径路前传（图 2-4）。

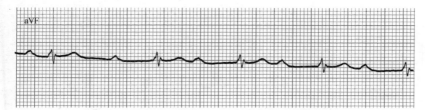

图 2-4 房室结双径，从快径"跳跃"慢径前传

（二）P-R 间期缩短

见于：

（1）交界性心律 逆行 P'波，P'-R < 0.12s（图 2-5）。

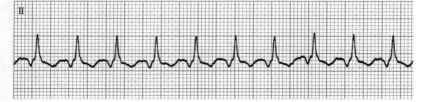

图 2-5 非阵发性交界性心动过速，P-R < 0.12s

（2）预激综合征　有或无 δ 波（图 2-6）。

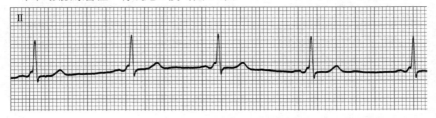

图 2-6　P-R 间期缩短，预激综合征

（三）P-R 段偏移

见于：

（1）心房梗死　P-R 段抬高或压低。

（2）心房复极波（Ta 波）明显　P-R 段压低。

（四）P-R 段不等

见于：

（1）二度 I 型房室阻滞（图 2-7）。

（2）三度房室阻滞。

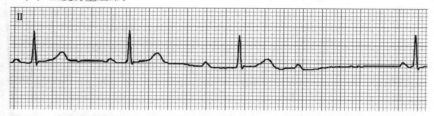

图 2-7 房室结双径，从快径"跳跃"慢径前传，形成非典型二度 I 型房室阻滞

第三节 QRS 波 群

代表全部心室肌除极的电位变化。

一、正常 QRS 波群

（1）时间 0.06～0.10s。

（2）电压 V_1 导联的 R 波 < 10mm（1.0mV），V_5、V_6 导联的 R 波 < 25mm（2.5mV），aVR 导联的 R 波 < 5mm（0.5mV），aVL 导联的 R 波 < 12mm（1.2mV），aVF 导联的 R 波 < 20mm（2.0mV），I 导联的 R 波 < 15mm（1.5mV），各肢导联的

每个 QRS 正向与负向波的绝对值相加 >5mm（0.5mV），胸导联 >8mm（0.8mV）。

（3）波形 自 $V_1 \sim V_4$ 导联 R 波逐渐增高；V_1 导联的 R/S <1，V_5 导联的 R/S >1；$V_1 \sim V_6$ 导联 R/S 逐渐增大。

（4）Q 波 正常 Q 波振幅应小于同导联中 R 波的 1/4，时限应 <0.04s。

（5）室壁激动时间（VAT） 指从 QRS 波群开始到 R 波顶峰的时间，代表该处心室壁从内膜开始激动到达外膜区的时间。$V_1 \sim V_2$ 导联 VAT <0.03s，$V_5 \sim V_6$ 导联 <0.05s。

二、异常 QRS 波群

（一）异常 Q 波

时间 ≥0.04s，深度 > 后继 R 波的 1/4；在不应该出现 q 波的导联出现了 q 波，见于：

（1）心肌梗死。

（2）心肌病。

（3）左束支阻滞。

（4）预激综合征。

（5）急性肺梗死。

（6）心室肥大。

（7）肺气肿。

（8）肺心病。

（9）顺钟向转位。

（10）急性心肌炎，心肌病。

（11）心肌外伤。

（12）脑血管意外。

（13）肥胖、心脏横位。

（二）QRS 波群高电压

见于：

（1）心室肥大。

（2）预激综合征。

（3）束支阻滞。

（三）QRS 波群低电压

见图 2-8。

（1）心包积液，胸腔积液。

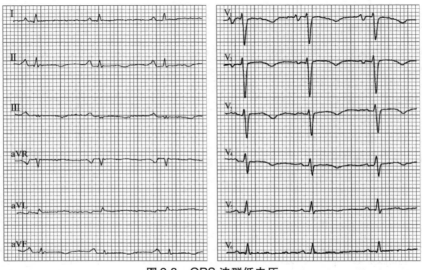

图 2-8 QRS 波群低电压

（2）心肌炎、心肌病、冠心病。

（3）肺气肿、肥胖。

（4）水、电解质和代谢紊乱。

（5）心力衰竭。

（四）QRS波群形态变化

见于：

（1）间歇性预激综合征。

（2）间歇性束支阻滞。

（3）QRS波群电交替。

（4）多源或多形性室性早搏。

（5）心室内差异性传导。

（6）室性融合波。

第四节 ST 段

自QRS波群的终点至T波起点的线段，表示心室除极刚结束尚处在缓慢复极的一段时间。

一、正常 ST 段

(1) 正常的 ST 段为一等电位线，可有轻微偏移。

(2) V_2、V_3 导联下移 <0.05mV，其他导联 <0.10mV。

(3) ST 段上升在 V_2、V_3 导联，女性 <0.15mV，≥40 岁男性 <0.20mV， <40 岁男性 <0.25mV；ST 段上升在其余常规导联 <0.1mV；V_7 ~ V_9、V_{3R} ~ V_{5R} 导联 J 点抬高 <0.05mV，只有 30 岁以下男性 V_{3R}、V_{4R} <0.10mV。

二、异常 ST 段

(一) ST 段压低

见于：

(1) 心肌缺血（急慢性冠状动脉供血不足）　水平或下斜型。

(2) 急性非 Q 波型心肌梗死　有 ST-T 衍变过程。

(3) 心房复极波（Ta 波）引起的 ST 段降低　伴 J 点下移，P 波多高耸。

(4) 心室肥大　继发性或/和原发性 ST 改变。

(5) 束支阻滞　继发性改变。

(6) 预激综合征　继发性改变。

（7）急性心肌炎　原发性改变。

（8）低钾血症　ST 段可轻度压低，伴 Q-T 间期延长，U 波明显。

（9）洋地黄作用　ST-T 呈"鱼钩样"改变间期。

（10）自主神经功能失调、体位改变等。

（二）ST 段抬高

见于：

（1）急性心肌梗死。

（2）急性心包炎。

（3）变异型心绞痛。

（4）早期复极综合征。

（5）室壁瘤。

（6）高钾血症。

（7）低温。

（8）心脏外伤及心脏电复律后等。

（三）ST 段延长

见于：

（1）低血钙。

（2）心肌缺血（图2-9）。

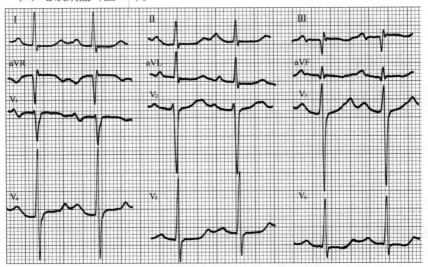

图2-9 心绞痛发作时表现为 ST 段水平型延长

(四) ST 段缩短

(1) 高血钙。

(2) 心动过速。

第五节　T　波

代表晚期快速心室复极时的电位变化。

一、正常 T 波

(1) 波形　圆钝而宽大，上升支稍缓，下降支较陡。

(2) 方向　大多和 QRS 主波方向一致，Ⅰ、Ⅱ、$V_4 \sim V_6$ 导联向上，aVR 导联向下；若 V_1 导联的 T 波向上，则 $V_2 \sim V_6$ 导联就不应再向下。

(3) 电压　以 R 波为主导联上，T 波不应低于同导联 R 波的 1/10，标导 <0.7mV，肢导 <0.5mV；胸导联 T 波的正常值上限因年龄、性别和种族的不同而有所不同，V_2 导联 T 波振幅的正常上限，男性为 1.0 ~ 1.4mV（18 ~ 29 岁 1.6mV），女性为 0.7 ~ 1.0mV。

二、异常 T 波

(一) T 波低平或倒置

见于：

（1）心肌缺血（急慢性冠状动脉供血不足）。

（2）心肌梗死。

（3）心包炎。

（4）心肌炎。

（5）心室肥大。

（6）自主神经功能失调。

（7）低钾血症。

（8）脑血管意外。

（9）体位改变等。

（二）T波高耸

见于：

（1）心肌梗死超急性期。

（2）心内膜下心肌缺血。

（3）急性后壁心肌梗死。

（4）高钾血症。

（5）急性心包炎。

（6）脑血管意外。

（7）迷走神经张力增高。

（8）左室舒张期负荷过重。

（三）T波双峰

见于：

（1）右胸导联出现双峰 T 波　第一峰代表左室复极波，第二峰为右室复极波，系右室复极延迟所致，见于右束支阻滞，右室负荷加重的先天性心脏病及右室占优势的健康小儿。

（2）左胸导联出现双峰 T 波　第一峰代表正常心肌复极，第二峰代表缺血心肌延迟复极，见于心肌缺血或伴左室肥大。

（3）机能性双峰 T 波　见于某些中枢系统疾患、甲亢、酒精中毒。

（四）单纯性 T 波电交替

见于：

（1）输入枸橼酸血。

（2）伴有低钙、低镁的疾患。

（3）室上速应用奎尼丁或电击复律后。

（4）有时在深吸气、体位改变、心律加速时可诱发或加重；也可由于按压颈动脉窦而消除。

（五）TP 融合

见于：

（1）心动过速。

（2）房性早搏。

第六节　Q-T　间　期

代表心室肌除极和复极全过程所需的时间。

一、正常 Q-T 间期

（1）时间　0.32～0.44s（心率 60～100 次/min）。

（2）由于 Q-T 间期受心率的影响很大，心率越快，Q-T 越短，反之越长，所以常用校正的 Q-T 间期，即 $Q\text{-}Tc = Q\text{-}T/\sqrt{R\text{-}R}$，Q-Tc 就是 R-R 间期为 1s（心率 60 次/min）时的 Q-T 间期。除心率校正外，还要根据性别校正 Q-T 间期。Q-T 间期延长的标准：女性≥0.46s，男性≥0.45s；Q-T 间期缩短的标准：男性或女性≤0.39s。

二、异常 Q-T 间期

（一）Q-T 间期延长

见于：

（1）心肌炎。

（2）心肌梗死。

（3）慢性冠状动脉供血不足。

（4）低钾、低钙。

（5）药物作用（如奎尼丁、普鲁卡因胺、胺碘酮等）。

（6）原发性 Q-T 间期延长综合征。

（二）Q-T 间期缩短

见于：

（1）洋地黄作用。

（2）高血钾、高血钙。

第七节　U　波

产生机制尚未完全清楚，存在着三种理论和假说：U 波是浦肯野纤维的复极波；

U 波是部分心肌延迟发生的复极波；机械电耦联引起的后电位形成 U 波。

一、正常 U 波

1. 在 T 波后 0.02～0.04s 出现的振幅很低小的波，胸导联较易见到，尤其以 V_3 导联较为明显。

2. 方向与 T 波一致，振幅小于同导联 T 波。

二、异常 U 波

（一）U 波增大

图 2-10，见于：

（1）血钾过低。

（2）药物（奎尼丁、洋地黄、肾上腺素等）。

（3）高血压、心室肥大。

（4）也可见于心肌缺血。

（二）U 波倒置

见于：

（1）心肌缺血（图 2-11）。

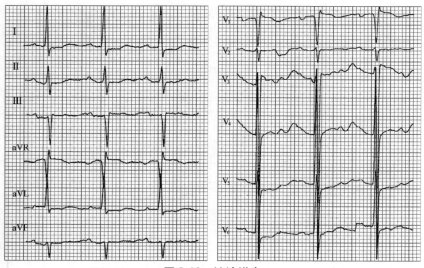

图 2-10 U 波增大

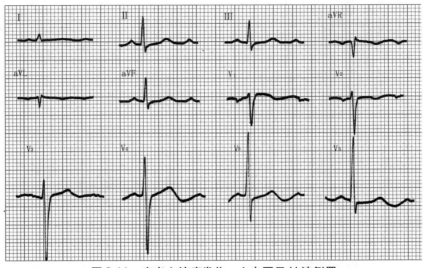

图 2-11　患者心绞痛发作，心电图示 U 波倒置

（2）心肌梗死。

（3）冠心病或高血压伴左心室受损时。

（4）运动试验阳性标准之一。

第三章 心电图诊断

第一节 心电图诊断原则

美国 ACC 在特别工作组报告中把心电图诊断分为 3 个类型。

A 型：用来说明解剖上的损伤或者病理生理状态，如肥大、梗死、缺血、肺部疾病、药物和代谢作用。这类诊断可以通过心电图以外的证据来证实。

B 型：用来说明解剖或功能上的障碍，如心律失常和传导障碍。这类诊断主要依靠心电图本身。

C 型：说明既不符合 A 型又不符合 B 型的心电图特征，通常仅仅是描述性的，如非特异性 ST-T 改变、电轴偏移和 QRS 波低电压。

A 型诊断的标准化常需要建立数据库以及国际多中心的合作研究，情况比较复杂。因此，WHO/ISFC 把标准化分类重点放在 B 型和 C 型诊断上，旨在克服这两类心电图诊断中存在的某些混乱。

第二节　心电图诊断内容

一、正常心电图

(1) 窦性心律，心电图正常。

(2) 窦性心律不齐，心电图正常。

(3) 运动试验阴性。

二、正常范围心电图

(1) 窦性心动过速。

(2) 窦性心动过缓（35～59 次/min）。

(3) 窦房结内游走性心律。

(4) 单纯顺钟向转位及单纯逆钟向转位。

(5) 迷走神经张力增高：窦性心动过缓，ST 段轻度抬高，T 波较高。

(6) 早期复极综合征。

(7) 单纯左或右心室高电压。

(8) 单纯电轴左偏不超过 -35°，或单纯电轴右偏不大于 95°。

(9) 偶发单源良性早搏：查无器质性心脏病，无诱发室速倾向。

(10) 室上嵴型 V_1 呈 rsr′型，r > r′，Ⅰ，V_5 导联无 s 波或 s 波在正常范围内。

(11) 单纯 $T_{V_1} > T_{V_5 、 V_6}$，查无任何疾病。运动试验阴性。冠脉造影正常。

(12) ST 段上斜型下移 ≤0.05mV。

(13) QRS 低电压趋势。

三、可疑心电图

(1) 可疑 P 波。

(2) 可疑 Q 波或 q 波。

(3) 可疑 ST 段。

(4) 可疑 T 波。

(5) 可疑 Q-T 间期。

(6) 可疑 U 波。

四、异常心电图

(1) 停搏。

(2) 早搏。

(3) 逸搏心律。

(4) 室上性或室性心动过速。

66

（5）扑动及颤动。

（6）窦性心动过缓（心率＜35 次/min）。

（7）窦房阻滞（二度、三度）。

（8）房内阻滞。

（9）房室阻滞（一度、二度、三度）。

（10）束支阻滞，分支阻滞。

（11）3 相与 4 相阻滞。

（12）室内阻滞。

（13）异常 P 波。

（14）异常 Q 波，QS 波，QRS 波，R 波。

（15）异常 ST 段。

（16）异常 T 波。

（17）Q-T 间期延长。

（18）U 波增大或倒置。

（19）左右心房肥大，双侧心房肥大。

（20）左右心室肥厚，双侧心室肥厚。

（21）急性及陈旧性心肌梗死。

（22）急性及慢性冠状动脉供血不足。

（23）右位心。

（24）预激综合征。

（25）并行心律。

第四章　心腔肥厚相关的心电图改变

第一节　心房异常

一、左心房异常

　　心房除极时，左房最后除极，当左房异常时心电图表现为心房除极时间延长。见图 4-1，图 4-2。

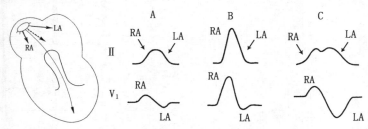

图 4-1　心房异常心电图表现示意图
A. 正常　B. 右房异常　C. 左房异常

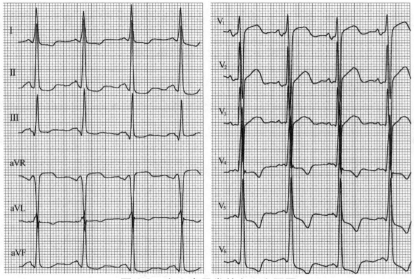

图 4-2　左心房异常并左心室肥厚

70

（1）P波增宽，时限＞0.11s，P波常呈双峰型，双峰间距≥0.04s，在 I 、 II 、aVL 导联较明显。

（2）V_1 导联 P 波的终末电势 $Ptf_{v_1} \leqslant -0.04mm \cdot s$。

（3）有引起左房异常的病因，X 线、超声心动图显示左心房扩大。

二、右心房异常

正常情况下右心房先除极，左心房后除极（图 4-1A）。当右心房扩大时，除极

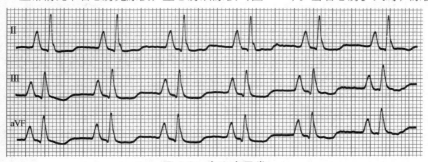

图 4-3　右心房异常

时间延长，与稍后除极的左房时间重叠，故总的心房除极时间并未延长，心电图主要表现为心房除极波振幅增高，见图4-1B，图4-3。

（1）P波呈尖峰状，PⅡ、Ⅲ、aVF>2.5mm（0.25mV）。

（2）P_{V_1}>1.5mm（0.15mV）。

（3）有引起右房异常的病因，X线、超声心动图示有右心房扩大。

三、双心房异常

见图4-4。

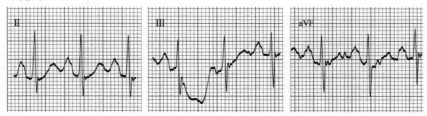

图4-4 双心房异常

（1）肢导联P波时间>0.11s，电压>2.5mm（0.25mV）。

（2）有引起双侧心房异常的病因，X线、超声心动图显示双侧心房扩大。

第二节　心室肥厚

一、左心室肥厚

正常左心室位于心脏左后方，左心室明显厚于右心室，故正常时心室除极综合向量表现左心室占优势的特征（图4-5A）。左心室肥大时，可使左室优势的情况显得更突出，引起面向左室的 I 、aVL、V_5、V_6 导联 R 波振幅增加，而面向右室的 V_1、V_2 导联出现较深的 S 波（图4-5B）。见图4-6，图4-2。

（1）左室高电压（主要适用于 >35 岁以上人群）　$R_{V_5} \geqslant 25mm$（2.5mV）；$R_{V_5} + S_{V_1} \geqslant 40mm$（4.0mV，男）或 35mm（3.5mV，女）；$R_I > 15mm$（1.5mV），$R_{aVL} > 12mm$（1.2mV），$R_{aVF} > 20mm$（2.0mV）；$R_I + S_{III} > 25mm$（2.5mV）。

（2）QRS 时间轻度延长　0.10～0.11s。

（3）电轴左偏　一般不超过 $-30°$。

（4）继发性 ST-T 改变　以 R 波增大的左室面导联上 $\geqslant 0.05mV$，T 波低平、双向或倒置。

（5）有引起左室肥大的病因，X线、超声心动图示有左心室扩大。

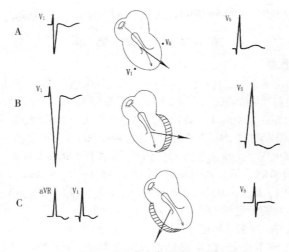

图 4-5　心室肥厚机制及心电图表现

A. 正常　B. 左室肥厚　C. 右室肥厚（箭头示心室除综合向量）

二、右心室肥厚

右心室壁仅有左心室壁厚度的 1/3，只有当右心室肥厚达到相当程度时，才会使综合向量由左室优势转为右室优势，导致右室面导联（aVR、V_1）的 R 波增高，而位于左室面导联（Ⅰ、aVL、V_5）的 S 波变深（图 4-5C，图 4-6）。

（1）$R_{V_1} \geqslant 10mm$（1.0mV）；$R_{V_1} + S_{V_5} > 12mm$（1.2mV），$R_{aVR} > 5mm$（0.5mV），V_1 导联 R/S > 1，V_5 导联 R/S < 1。

（2）V_1 导联呈 Rs、rsr′、qR 型。

（3）电轴右偏 +90° ~ +180°，一般右偏 > +110°。

（4）ST-T 改变 在 V_1 导联 ST 段压低，T 波双向、倒置。

（5）有引起右心室肥厚的病因，X 线、超声心动图示有右心室肥厚。

三、双侧心室肥厚

（1）只出现一侧心室肥厚心电图改变。

（2）近似正常心电图。

（3）出现两侧心室肥厚的心电图特征。

（4）X 线、超声心动图示显著心脏增大。

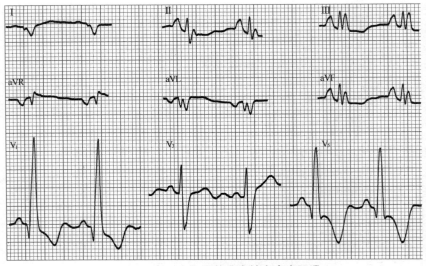

图 4-6　右心室肥厚并完全性右束支阻滞

第三节 儿童心室肥厚

一、左室肥厚

(1) 左室高电压 比上述成人标准增加 0.5mV。

(2) 电轴左偏 <0°。

(3) 轻度左室肥厚时，T_{V_5} 高耸。显著左室肥厚时，T_{V_5} 平坦、双向或倒置。

(4) 有引起左室肥厚的病因，X 线、超声心动图示有左心室肥厚。

二、右室肥厚

(1) V_1 导联呈 Rs、rsR′、qR 型。

(2) 电轴右偏 >120°。

(3) ST-T 改变 T_{V_1} 直立，显著右室肥厚时有时可有 T_{V_1} 倒置与 ST_{V_1} 压低。

(4) 有引起右室肥厚的病因，X 线、超声心动图示有右心室肥厚。

三、双侧心室肥厚

(1) 同时出现两侧心室肥厚证据。

（2）有左室肥厚表现，V_5 导联 $R/S < 1$；有右室肥厚表现，T_{V_5} 高耸或 T_{V_1} 直立而 T_{V_5} 倒置。

（3）临床与 X 线检查有显著心脏增大。

第五章 冠心病的心电图

第一节 冠心病与心电图波形的改变

一、冠心病与 P 波的改变

（1）心房梗死时，P 波增宽、切迹或升高呈尖峰状；心肌梗死合并心包炎时可有 P-R 段抬高或下移。

（2）心肌缺血时，可引发多源性房性早搏、心房扑动、心房颤动。

（3）严重心力衰竭，使心室、心房负荷过重，引致 Ptf V_1 负值增大。

（4）因供血不足，使心房传导受累，而出现心房内阻滞、房室阻滞，P 波呈现高而宽大，P-R 间期延长、P 波未下传。

（5）窦房结动脉硬化或闭塞致使窦房结功能障碍,出现窦房阻滞、窦性停搏。

二、冠心病与 QRS 波群改变

（1）QRS 电轴改变 心电轴的改变与心肌缺血引起左前分支或左后分支传导障碍有关。

（2）异常 Q 波　一般在发生心肌梗死后，QS 型提示在穿壁性坏死的表面无残存的存活心肌，而 QR 或 Qr 型提示在穿壁性坏死的表面有存活心肌。R（r）波可能是残存的心肌因为梗死周围阻滞而兴奋延迟产生，R（r）波振幅反映残留的存活心肌范围大小。

（3）R 波振幅的改变　在变异型心绞痛、心肌梗死时可见到 R 波振幅的改变。在心肌梗死时，梗死区面对的导联 R 波振幅减低或消失。当后壁梗死时，前壁 V_1 ~ V_3 导联的 R 波振幅增大。

（4）左心功能衰竭时，QRS 波可增宽，室壁激动时间延长。

三、冠心病与 ST 段异常

（1）ST 段改变　冠心病患者在日常活动中经常有一过性的 ST 段改变，其中包括有心绞痛症状的心肌缺血（图 5-1，图 5-2）。

（2）变异型心绞痛发作时，病变部位血管发生严重痉挛闭塞，局部心肌血量显著减少或中断，导致心肌急性缺血损伤。心电图呈现 ST 段抬高，对应导联 ST 段下移，可发展为急性心肌梗死（图 5-3，图 5-4）。

（3）典型心绞痛　缺血型 ST 段下移，可呈水平型、下斜型、低垂型下移，反复发作时 ST 段有动态改变，甚至相对应导联上 ST 段抬高。如症状缓解后，ST 段可恢复原状（图 5-5，图 5-6，图 5-7）。

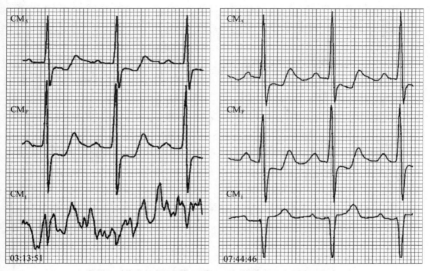

图 5-1　发作性 ST 改变（症状发作时 ST 压低）

81

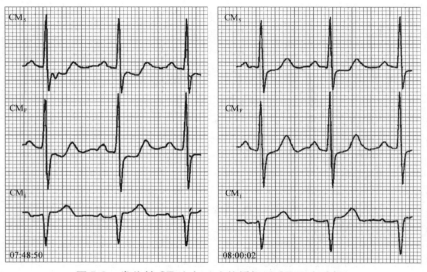

图 5-2 发作性 ST 改变（症状缓解后 ST 压度减轻）

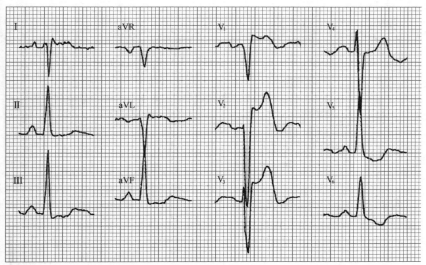

图 5-3 变异型心绞痛发作时 ST-T 改变 （症状发作时 $V_1 \sim V_3$ 导联 ST 抬高，T 波高耸）

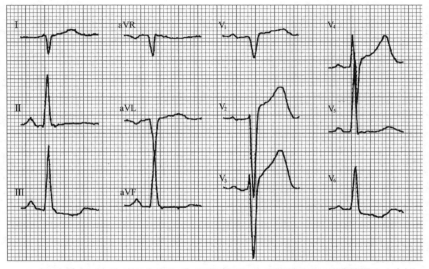

图 5-4 变异型心绞痛发作时 ST-T 改变（症状缓解后，ST-T 恢复）

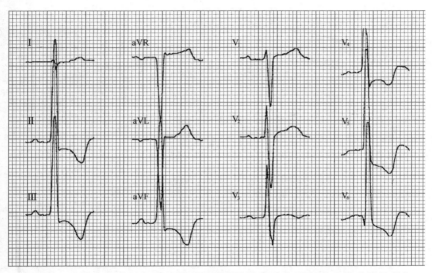

图 5-5 心绞痛发作时下壁、前壁导联 ST 段有动态改变（心绞痛发作前）

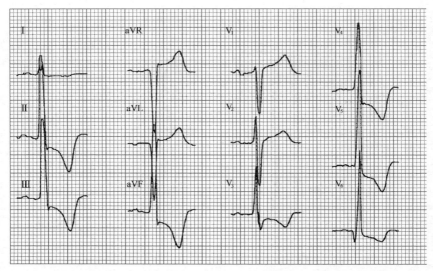

图 5-6　心绞痛发作时下壁、前壁导联 ST 段有动态改变（心绞痛发作时）

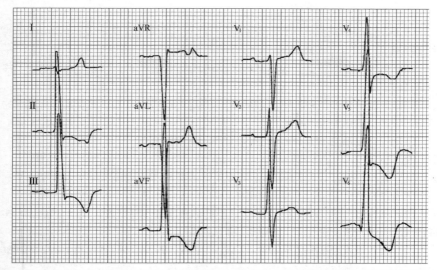

图 5-7　心绞痛发作时下壁、前壁导联 ST 段有动态改变(症状缓解后,ST 段可恢复原状)

（4）急性冠状动脉供血不足时，ST 段呈现损伤型抬高（图 5-8，图 5-9）。

（5）急性心肌梗死时，ST 与 T 波融合形成单向曲线或弓背型向上抬高，在相对应导联 ST 段下移（图 5-10）。

（6）无症状慢性冠状动脉供血不足，ST 段呈现水平型、下斜型或低垂型下移（图 5-11）。

（7）急性非 Q 波型心肌梗死，除 aVR 导联的 ST 段抬高外，其余大部分导联的 ST 段呈下斜型或水平型下移。

（8）少数患者在发作心绞痛时主要是 ST 段平直延长。

四、冠心病与 T 波改变

（1）急性心内膜下心肌缺血时，T 波高耸（图 5-12）。变异型心绞痛时，T 波高耸（图 5-13）。

（2）急性心肌梗死时，T 波与 ST 段融合成单向曲线形成宽大高耸 T 波（图 5-14），或 T 波与 ST 段呈弓背向上抬高，T 波消失。

（3）慢性冠状动脉供血不足时，T 波平坦、双向（－、＋）、倒置，Q-T 间期延长。

（4）急性心肌梗死在演变过程中的 T 波由直立变深倒置，呈冠状 T 波（图 5-15）。

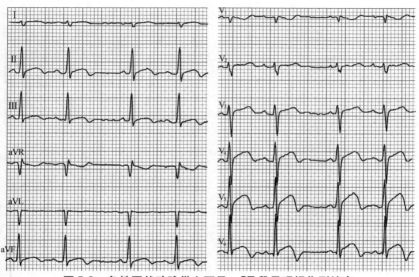

图 5-8　急性冠状动脉供血不足，ST 段呈现损伤型抬高

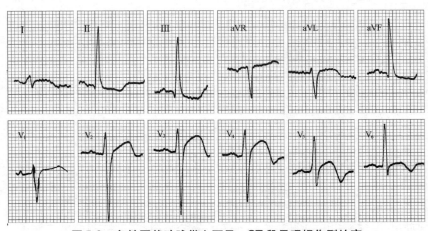

图 5-9　急性冠状动脉供血不足，ST 段呈现损伤型抬高

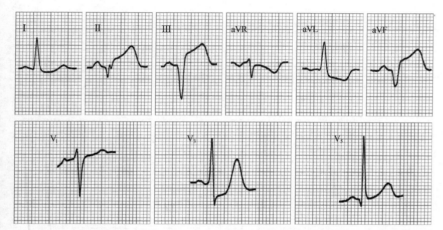

图 5-10 急性心肌梗死时，Ⅱ、Ⅲ、aVF 导联 ST 段与 T 波融合成单向曲线，在前壁相对应导联 ST 段下移

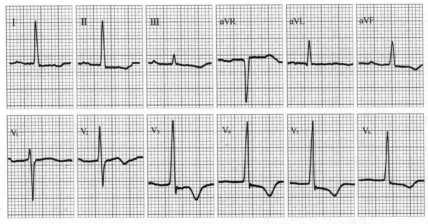

图 5-11　慢性冠状动脉供血不足，ST 段呈现水平型、下斜型下移

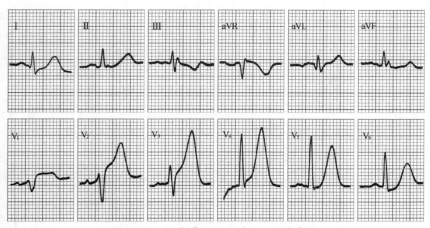

图 5-12　心内膜下心肌缺血，T 波高耸

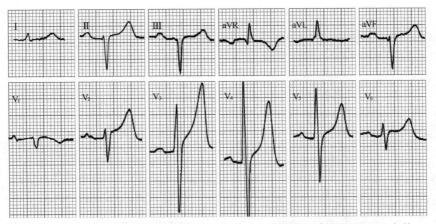

图 5-13　下壁陈旧性心肌梗死患者，变异型心绞痛时，前壁导联 T 波高耸

（5）左胸导联出现 $T_{V_1} > T_{V_5}$ 或 T_{V_1}、$T_{V_2} > T_{V_5}$、T_{V_6} 时，称为 $T_{V_1} > T_{V_5}$ 综合征。部分为冠心病所致心肌缺血的表现（图 5-14，图 5-15）。

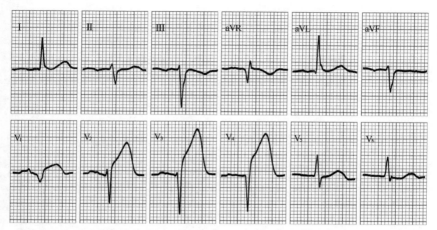

图5-14 超急性前间壁、前壁心肌梗死时，T波与ST段融合成单向曲线形成
宽大高耸T波

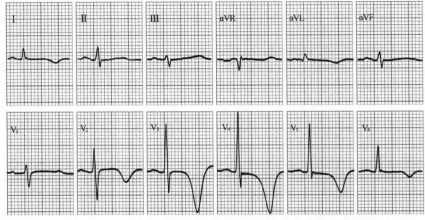

图 5-15　急性非 Q 波型心肌梗死在演变过程中 T 波由直立变深倒置，呈冠状 T 波

五、冠心病与 U 波异常

(1) 急、慢性冠状动脉供血不足时，U 波宽大倒置或先正后负双向（图 5-16，

图5-17）。

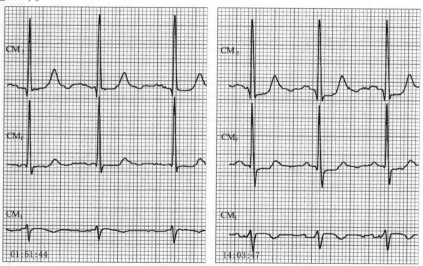

图 5-16　急性冠状动脉供血不足，U波倒置

97

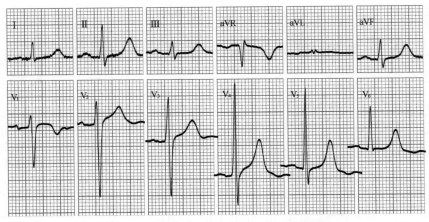

图 5-17   急性冠状动脉供血不足，U 波倒置

（2）严重心力衰竭致缺血时，U 波倒置增宽或先正后负双向。

第二节 心绞痛的心电图

一、急性冠状动脉供血不足的心电图改变

(一) ST 段改变

1. ST 段下移

为心绞痛发作时最常见的表现之一。ST 段呈一过性缺血型（水平型或下斜型）下移。ST 段下移≥0.10mV，持续时间在1min以上。原有 ST 段下移者，在原有基础上再下移 >0.10mV。原有 ST 段抬高者，急性冠状动脉供血不足时，ST 段可暂时回到基线，或下移的幅度 >0.10mV。根据 ST 段下移的导联，可以初步判定心内膜下心肌缺血的部位。ST 段下移至少出现在 2 个或 2 个以上相邻的导联上。

2. ST 段抬高

急性冠状动脉供血不足引起 ST 段抬高的同时多伴有严重的心绞痛发作，见于变异型心绞痛，多由冠状动脉痉挛引起，是穿壁性心肌缺血的表现。持续时间长者可发展成急性心肌梗死。ST 段抬高多呈弓背向上型，多伴有 T 波高尖、QRS 振幅增大、QRS 时间延长，常有心律失常（图 5-18，图 5-19）。

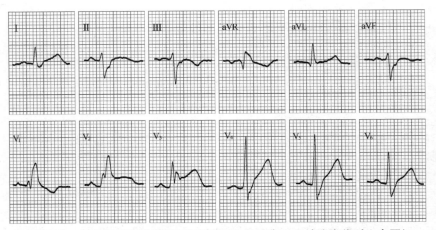

图 5-18　急性冠状动脉供血不足引起 ST 段抬高（心绞痛发作时心电图）

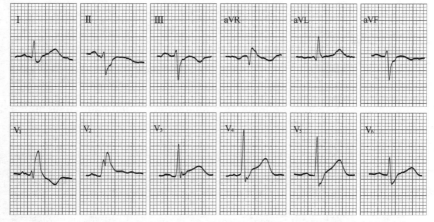

图 5-19　急性冠状动脉供血不足引起 ST 段抬高（症状减轻后心电图）

（二）T 波改变

急性冠状动脉供血不足引起的 T 波改变呈一过性，在心电图上表现为 T 波低平或倒置,此时多伴有 ST 段下移。缺血缓解后,T 波又很快恢复原形(图 5-20)。

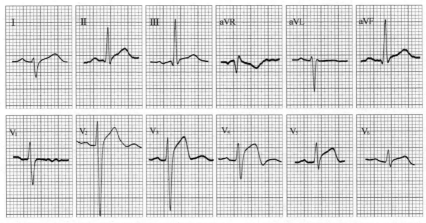

图 5-20　急性冠状动脉供血不足引起的 $V_2 \sim V_5$ 导联一过性 T 波改变(心绞痛发作时)

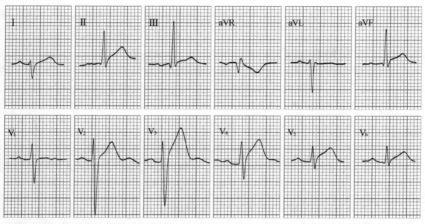

图 5-21　急性冠状动脉供血不足引起的 V_2 ~ V_5 导联一过性 T 波改变 （症状缓解后）

（三）U 波改变

急性冠状动脉缺血时可出现 U 波改变，主要表现为 U 波倒置。也可为 U 波增大。

（四）一过性 Q 波

严重的冠状动脉缺血可使损伤区心肌暂时丧失除极能力，出现一过性 Q 波。短者持续几分钟，长者可达数日。Q 波的产生机制是损伤区心肌处于电静止状态，当血供改善后，Q 波应消失。

（五）一过性心律失常

急性冠状动脉供血不足时，可出现窦性停搏、窦性心动过缓、窦性心动过速、窦房阻滞；频发性单形、多形、多源性室性早搏；阵发性室上性心动过速、心房颤动、心房扑动；室性心动过速；房室阻滞；束支阻滞等。

二、慢性冠状动脉供血不足的心电图改变

（一）ST 段改变

慢性冠状动脉供血不足主要表现为 ST 段水平型或下斜型下移，ST 段下移只限于缺血区的导联上。下移的程度一般在 0.05～0.15mV 之间。ST 段改变可有明显的动

态变化。在慢性心肌缺血的基础上发生急性心肌缺血，ST 段在原有下移的基础上再度降低。在突然严重缺血的情况下还可发生 ST 段较前抬高，出现假性正常化改变。另外，在慢性冠状动脉供血不足时，还可有 ST 段延长。

（二）T 波改变

典型的慢性冠状动脉供血不足的 T 波改变为缺血性的 T 波倒置。表现为双肢对称，基底部较窄，波底尖锐，亦称为冠状 T 波。根据冠状 T 波出现的导联，可以进行定位诊断。动脉供血不足的 T 波倒置多有动态变化，T 波倒置时深时浅，时而转为低平或直立。如果 T 波倒置持续多年而无明显变化者，不一定是冠状动脉供血不足的表现，很可能是肥厚型心肌病等引起的继发性 T 波改变。T 波低平及 T 波双向也为慢性冠状动脉供血不足的常见改变。

（三）ST-T 改变

慢性冠状动脉供血不足，可出现 ST-T 改变，但广泛以 R 波为主导联的 ST-T 改变，却不一定是冠心病引起的 ST-T 改变，要考虑可能是心肌炎、心包炎或自主神经功能紊乱等引起的继发性 ST-T 改变。

（四）其他改变

慢性冠状动脉供血不足可出现 U 波倒置，$PtfV_1$ 绝对值 $\geqslant 0.04\mathrm{mm/s}$。

可出现多种心律失常，如窦性停搏、窦性心动过速、各种类型的早搏等。

三、不同类型心绞痛的心电图改变

(一) 劳累性心绞痛

劳累性心绞痛包括初发型劳累性心绞痛、稳定型劳累性心绞痛、恶化型劳累性心绞痛，有人将卧位型心绞痛也归属为劳累性心绞痛。

初发型劳累性心绞痛在发作时，常规心电图出现缺血型 ST 段下移，T 波低平、双向或倒置，亦可出现 U 波倒置等，心绞痛缓解以后，上述改变可恢复正常。动态心电图监测可记录到有痛性或无痛性心肌缺血。缺血部位多在左室心内膜下，一般不发生穿壁性心肌缺血所致的 ST 段抬高。

稳定型劳累性心绞痛患者绝大多数冠状动脉有 1 支或 1 支以上较大血管的明显狭窄。在病史较长且建立了良好侧支循环的情况下，冠状动脉可完全闭塞。稳定型劳累性心绞痛发作时，ST 段呈水平或下斜型下移，原有 ST 段下移者可进一步下移，亦可出现 T 波及 U 波改变。心绞痛缓解后，心电图很快恢复原状。提示 ST 段下移导联对应的室壁发生了心肌缺血，这对判断哪支血管发生了狭窄有很大的意义（图 5-16）。

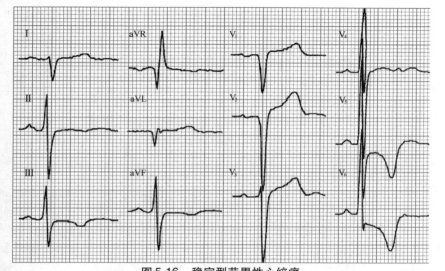

图 5-16 稳定型劳累性心绞痛

 V_5、V_6 导联 ST 段呈水平或下斜型下移，Ⅱ、Ⅲ、aVF、V_5、V_6 导联 T 波倒置，冠脉造影示回旋支病变

恶化型劳累性心绞痛患者可有慢性冠状动脉供血不足的心电图表现，在发作时心电图可出现持续时间较长的明显的缺血性 ST 段下移，无明显心肌酶学升高，此型患者有发展成急性心肌梗死的可能。

卧位型心绞痛绝大多数存在多支多处病变，有相当多的患者存在有完全性的冠脉闭塞。卧位型心绞痛患者多在夜间平卧后发作，一夜可发作多次，白天平卧也能诱发，而餐后平卧最易诱发。胸痛发作时 ST 段显著降低，以前壁缺血为多见，部分患者在发作时心电图可见 R 波振幅的改变。患者在安静时多有慢性心肌缺血的心电图改变。如患者有冠状动脉痉挛，可发生 ST 段抬高。

（二）自发性心绞痛

自发性心绞痛的发作主要由于冠状动脉暂时性痉挛和收缩造成一过性心肌缺血所致。自发性心绞痛发作时，可出现 ST 段抬高及 ST 段降低。自发性心绞痛和变异型心绞痛可相互转变，二者只是缺血程度上的区别。自发性心绞痛患者可在一段时间后出现变异型心绞痛，而且发作时心电图缺血部位多与此前自发性心绞痛发作的缺血部位相吻合。

（三）变异型心绞痛

变异型心绞痛属自发性心绞痛的一种类型，变异型心绞痛的发生与心肌耗氧量的增加无明显关系，主要由冠脉痉挛引起。心绞痛发作时，出现暂时性 ST 段抬高，对应导联ST段降低（图5-17）。原有 ST 段降低或 T 波倒置的患者，胸痛发作时心电图可出现"伪正常化"现象。ST 段抬高导联所对应的部位常为将来发生心肌梗死的

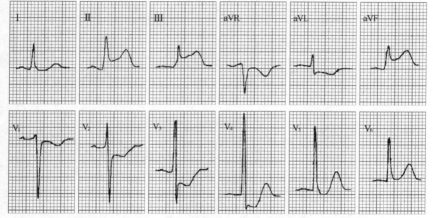

图 5-17A　变异型心绞痛（心绞痛发作时，下壁导联出现暂时性 ST 段抬高，对应导联 ST 段降低）

部位。心绞痛发作时，常伴有室性早搏、短阵性室性心动过速或房室阻滞。

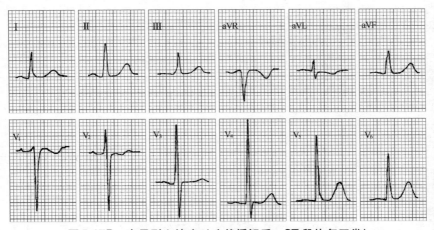

图 5-17B　变异型心绞痛（症状缓解后，ST 段恢复正常）

第三节　心肌梗死

一、心室肌的血供

心脏由来自主动脉起始部的左、右冠状动脉供血。左冠状动脉有前降支和左回旋支两个主要分支。左前降支提供左室前壁肌肉的血供，左回旋支提供左室侧壁、小部下壁肌肉的血供。右冠状动脉提供右室壁、大部左室正后壁和下壁肌肉的血供。

房室交界区的血供：主要由房室结动脉（90%来自右冠状动脉，10%来自左冠状动脉回旋支）供血。

右束支与左前分支位于室间隔前部，共同接受左冠状动脉左前降支的供血。

左束支主干的血供来自右冠状动脉，而左后分支同时接受右冠状动脉和左冠状动脉分支的双重供血。

冠状动脉自心脏外膜分支向心内膜供给血液。在心肌深层的动脉分支较少，动脉发生闭塞时，心肌缺血、损伤往往是自心内膜开始，向心外膜延伸。

二、心肌梗死的基本心电图波形改变

典型的急性心肌梗死心电图波形改变为坏死性 Q 波、损伤性 ST 段抬高及缺血性 T 波改变（图 5-18）。

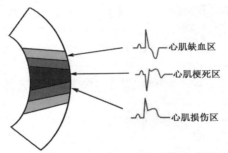

心肌缺血区

心肌梗死区

心肌损伤区

图 5-18　穿壁性心肌梗死中心及周边的病变分布及相应区域的心电图图形

（一）病理性 Q 波

病理性 Q 波的形成条件及心肌梗死不出现 Q 波的机制是某部位心肌坏死，其产生的心室除极向量消失，导致心室除极平均方向背离该部位而形成梗死向量。病理

112

性 Q 波的形成需要具备以下 3 个条件。

（1）梗死的范围　一般认为梗死的直径 > 20 ~ 30mm，才会出现病理性 Q 波。

（2）梗死的深度　左室心内膜下区约占左室厚度的 50%，故梗死的深度 > 左室厚度的 50%，才会出现病理性 Q 波。

（3）梗死的部位位于 QRS 波群的前 40ms 除极部位内，才会出现病理性 Q 波。心室起始 40ms 之前除极部位包括室间隔，左、右室前壁，左、右心室心尖部和左室侧壁。这些部位发生心肌梗死，如果梗死的直径和深度达到上述条件，则会出现病理性 Q 波。

（4）梗死的面积过小，直径 ≤25mm；累及左室面积 ≤10%；梗死的深度 < 左室厚度的 50%，一般不出现病理性 Q 波，但可出现等位性 Q 波。左室后基底部在 QRS 起始 40 ~ 50ms 之后除极，故此部位发生心肌梗死一般不会产生病理性 Q 波。

（二）心肌梗死时 ST 段改变

在心肌梗死的急性期，在病理性 Q 波出现的导联上出现 ST 段抬高，称为损伤型 ST 段抬高。这是急性心肌梗死最具有诊断意义的心电图特征。在急性心肌梗死的超急期，Q 波尚未出现之前 ST 段已明显抬高，与直立的 T 波形成"单向曲线"。异常

Q 波出现之后，抬高的 ST 段开始逐渐下降，最后回到基线，此过程大约持续几日到数周不等。合并室壁瘤者，抬高的 ST 段可持续抬高而不再回到基线。如冠脉早期获得再通，抬高的 ST 段可于治疗后数分钟或 1~2h 内降至基线。非 Q 波型心肌梗死的急性期，多出现 ST 段降低。

(三) 心肌梗死时 T 波改变

当冠状动脉出现急性闭塞时，心肌缺血致心肌复极发生相应改变，出现 T 波的动态变化。典型的 T 波变化过程表现为由直立高耸转为 T 波降低，后逐渐变为双向及倒置，倒置程度先逐渐加深，持续数周后，T 波逐渐变浅，形成冠状 T 波。也有部分急性心肌梗死患者始终不出现 T 波倒置。

三、心肌梗死的心电图分期

根据心电图图形的演变过程和演变时间可分为超急性期、急性期、近期和陈旧期（图 5-19）。

(一) 超急性期（亦称超急性损伤期）

冠状动脉闭塞后，心肌受到严重缺血损伤，首先出现短暂的心内膜下心肌缺血。此期持续时间短暂，一般只有数分钟至几小时，最典型的心电图改变是 T 波高耸，随后 ST 段斜行上升，与高耸直立 T 波相连形成单向曲线。此期处于可逆转阶段，如及时再灌注治疗，可不发生急性心肌梗死，恢复正常心电图（图 5-10，图 5-20）。

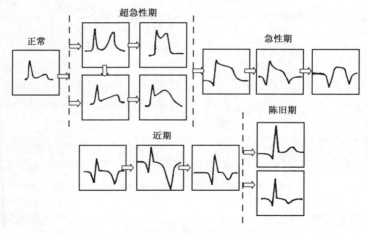

图 5-19　典型急性心肌梗死图形演变过程及分期

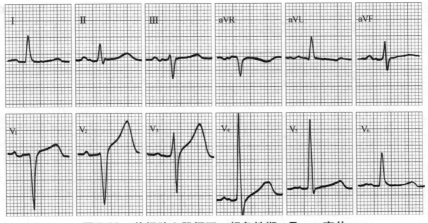

图 5-20　前间壁心肌梗死，超急性期，$T_{V_1 \sim V_3}$高耸

（二）急性期（充分发展期）

冠状动脉闭塞后，心肌受到继续缺血致使心肌坏死。此期一般持续时间数小时

至几天。坏死性 Q 波出现并逐渐变深、变宽，ST 段逐渐下降至等电位线，直立 T 波开始倒置并逐渐加深。此期呈现典型急性心肌梗死的图形改变（坏死性 Q 波、损伤型ST段抬高和缺血型T波倒置同时并存）。如未超过 6h 仍是有效进行溶栓治疗的时

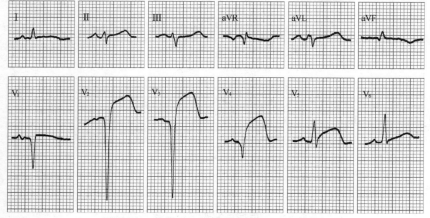

图 5-21　前间壁、前壁心肌梗死（急性期）

机，可缩小梗死的范围和深度，保护左心功能，减少并发症，提高患者生存率（图5-21 至图 5-25）。

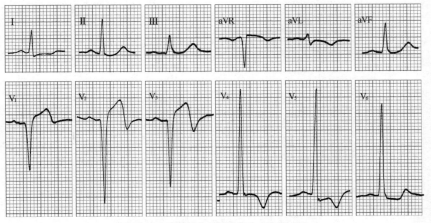

图 5-22　前间壁心肌梗死（急性期）

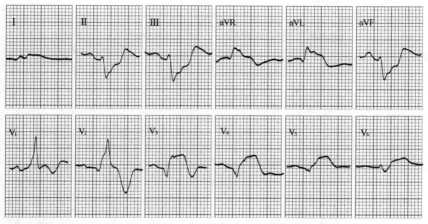

图 5-23 急性广泛前壁心肌梗死（急性期），完全性右束支阻滞合并左前分支阻滞

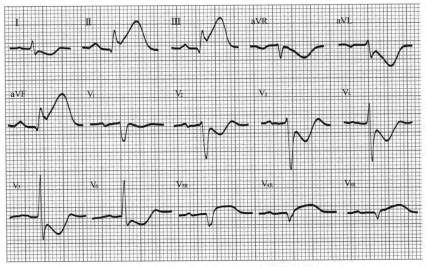

图 5-24　下壁、右室心肌梗死（急性期）

120

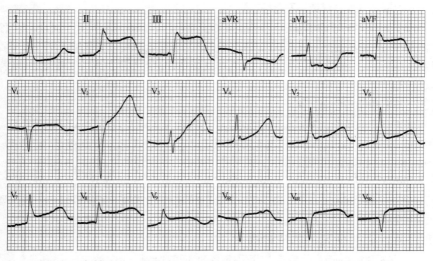

图 5-25　急性下壁、正后壁、右心室心肌梗死（急性期），三度房室阻滞

（三）近期（演变过程或称亚急性期）

梗死后通过治疗的梗死图形逐渐改变，此期持续时间在几天至 3 个月内。ST 段由抬高降至基线，或 ST 段虽未回到基线但呈稳定状态（如梗死区膨出或室壁瘤形成时）；T 波由直立转为双向或倒置，倒置 T 波逐渐加深，然后倒置的 T 波逐渐变浅，以后可转为直立，但部分病例 T 波一直呈低平或倒置（图 5-26）。

（四）陈旧期（愈合期）

此期时间在 3 个月后。心电图表现为：永久性 Q 波或 QS 波或小 q 波，少数患者 Q 波或 q 波完全消失。ST 段恢复至基线或呈稳定状态；T 波恢复至直立（图 5-27，图 5-28）或 T 波持续倒置、低平，趋于恒定不变。

近年来，通过对急性心肌梗死患者早期实施有效治疗，如溶栓、介入性治疗等，已显著缩短整个病程，并可改变急性心肌梗死的心电图表现，可不再呈现上述典型的演变过程。

四、急性心肌梗死的临床诊断

典型的急性心肌梗死为下列三项中具备两项即可诊断。

（1）典型的临床表现。

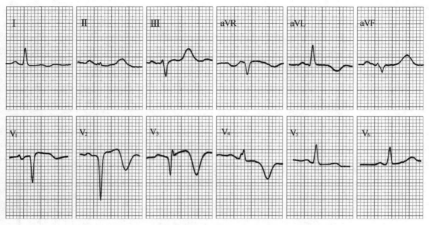

图 5-26　急性前间壁心肌梗死，近期（亚急性期）

（2）特征性心电图改变及其动态演变。

（3）肯定的血清酶学改变及其典型的动态演变。

123

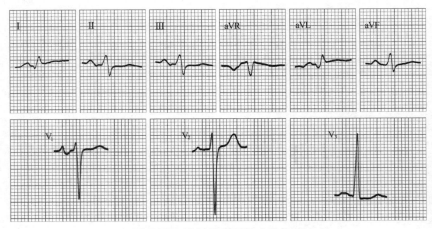

图 5-27 陈旧性高侧壁心肌梗死

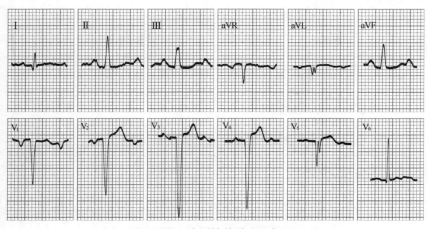

图 5-28　陈旧性前壁心肌梗死

125

五、心肌梗死的定位

以病理性 Q 波出现的导联来进行急性心肌梗死的定位诊断，见图 5-29。

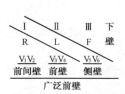

图 5-29　心肌梗死定位诊断示意图

下壁：Ⅱ、Ⅲ、aVF

侧壁：Ⅰ、aVL、V_5、V_6

前间壁：V_1、V_2、V_3

前壁：V_2、V_3、V_4

广泛前壁：$V_1 \sim V_6$、Ⅰ、aVL

右室：$V_{3R} \sim V_{5R}$

正后壁：$V_7 \sim V_9$

六、正后壁心肌梗死

见图 5-25。左室后壁主要指左室后基底部或背部，此处发生心肌梗死称为正后壁心肌梗死，多与下壁、侧壁、右室梗死并存。其心电图主要特征为：

（1）$V_7 \sim V_9$ 导联可出现病理性 Q 波，ST 段抬高，T 波倒置。

（2）右胸导联有对应性变化，$V_1 \sim V_3$ 导联有增高的 R 波，ST 段压低，高耸而对称 T 波。

七、右室心肌梗死

见图 5-24，图 5-25。右心室心肌梗死较左心室心肌梗死少见。由于右心室供血多来自右冠状动脉，少数病人的右室前壁心肌由左前降支供血，故右心室心肌梗死几乎均合并左室下、后壁梗死，极少数（约 13%）左心室前壁心肌梗死可并发右心室梗死。临床上需作 18 导联心电图。急性右室心肌梗死心电图特征如下：

（1）右胸导联 ST 段抬高　V_{3R} ~ V_{6R} 导联中 1 个或 1 个以上 ST 段抬高 ≥ 1.0mm 为阳性标准，其中以 V_{4R} 敏感性和特异性最高。右室梗死引起的 ST 段抬高一般持续时间短，多在几小时到 3 日内消失。

（2）右胸导联 QRS 波形改变　正常受检者中，V_{3R} 几乎 100% 呈 rs 型。V_{6R}、V_{5R} 及 V_{4R} 呈 QR 或 QS 型者分别约占 25%、10% 和 2.5%，其余呈 rs 型或 rsr′ 型。右室梗死时，上述导联 QRS 多呈 QR 或 QS 型，但诊断价值较这些导联中 ST 段抬高为低。

八、急性非 ST 段抬高型心肌梗死

见图 5-11，图 5-30。急性非 ST 段抬高型心肌梗死并不一定都是非穿壁或心内膜下心肌梗死。心电图主要表现为 ST-T 改变。因为此时心电图上不出现病理性 Q 波，但 R 波振幅可进行性减低，ST-T 改变的时间超过 24h。ST 段抬高型心肌梗死比较，非 ST 段抬高型心肌梗死多见于多支冠状动脉病变，且有多次梗死的倾向。其心电图

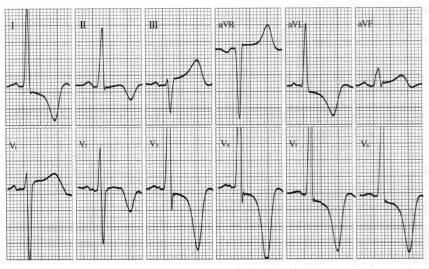

图 5-30　急性非 ST 段抬高型心肌梗死

主要特征有：

(1) ST 段改变　呈心内膜下心肌损伤表现。缺血区的导联上 ST 段显著下降。ST 段下降的变化规律是发病开始 ST 段突然下降，然后逐渐加剧，持续数日或数周后，ST 段又逐渐回升到基线。

(2) T 波改变　在 ST 段显著下降的导联上 T 波由直立转为倒置并逐渐加深，呈冠状 T 波样改变。一般 V_3、V_4 导联 T 波倒置最深，持续数日后，T 波倒置逐渐变浅，Q-T 间期延长。T 波倒置最深时，Q-T 间期延长最明显。

(3) QRS 波群的改变　急性无 Q 波型心肌梗死时，相应导联的 QRS 波群可以没有明显的变化，也可出现"等位性 Q 波"。

九、等位性 Q 波

见图 5-31 至图 5-32。由于梗死面积较小，部位局限于基底部或心尖部等处，或在心肌梗死极早期梗死尚未充分发展，在体表心电图上都不能形成典型的病理性 Q 波。

等位性 Q 波是指因梗死的面积或部位等原因，未形成典型的病理性 Q 波，而产生各种特征性 QRS 波群的形态改变，QRS 波群的形态改变和病理性 Q 波一样，可作为诊断心肌梗死的指标。

等位性 Q 波包括以下各种特征性 QRS 波群改变：

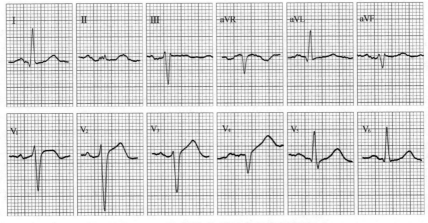

图 5-31　等位性 Q 波，前壁心肌梗死

（1）小 q 波　梗死面积较小时，虽位于左心室除极起始前 40ms 内，但亦不能形成典型的病理性 Q 波，仅能形成小 q 波。胸导联中，前一个导联的小 q 波较后一个导

130

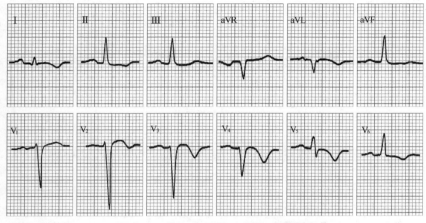

图 5-32 等位性 Q 波，前壁心肌梗死

联的小 q 波要宽和深，形成 $qV_4 > qV_5$、$qV_5 > qV_6$；$V_1 \sim V_3$ 导联 r 波前出现小 q 波。

（2）进展性 Q 波　指对同一病人在相同条件下进行动态观察时，原有 Q 波导联上 Q 波进行性增宽和加深，或原无 Q 波的导联出现新的 q 波，但要排除间歇性束支阻滞和预激综合征者，要在 24h 内或一、二天内作多次 12～18 导联心电图观察检查。如有进展性 Q 波的表现，临床意义重大，应高度提示心肌梗死。

（3）Q 波区　Q 波区指面向梗死区导联的左、右、上、下均可记录到 Q 波的区域。对某导联可疑 Q 波，应在该导联附近探查，如有 Q 波区则较单一导联 Q 波更支持心肌梗死的诊断。

（4）R 波丢失　表现为心肌梗死相关导联上的 R 波振幅的降低。主要有如下两种表现：

1）正常时 $V_1～V_4$ 导联 R 波逐渐递增，即 $R_{V_4} > R_{V_3} > R_{V_2} > R_{V_1}$。如在某一导联这种递增顺序发生了变化，则提示该导联 R 波进行性丢失；

2）动态观察同一导联 R 波进行性丢失。

十、心肌梗死合并束支阻滞
（一）心肌梗死合并右束支阻滞

心肌梗死主要影响 QRS 波群前 10～40ms 的起始向量。右束支阻滞主要影响 QRS 波群的终末向量，因而不影响病理性 Q 波的形成，右束支阻滞合并心肌梗死一般不难诊断，合并出现时二者均能显示，仅 ST 段及 T 波的改变，两者各有特征（图 5-33）。

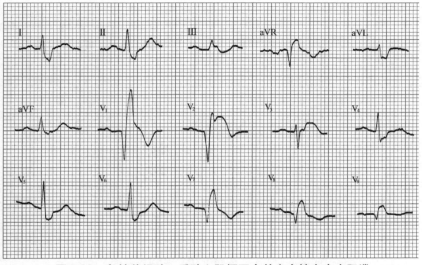

图 5-33 急性前间壁、后壁心肌梗死合并完全性右束支阻滞

梗死可以使右束支阻滞的图形发生某些有限的改变。下壁心肌梗死合并右束支阻滞时，Ⅱ、Ⅲ、aVF 导联 QRS 波呈 QR 型，R′波宽钝；右束支阻滞合并前间壁、前壁及广泛前壁心肌梗死时，V₁、V₂ 导联的 QRS 波呈 qR 或 QR 型；后壁心肌梗死合并右束支阻滞时，V₁、V₂ 导联的 QRS 波呈 RR′型。

（二）心肌梗死合并左束支阻滞

左束支阻滞可影响 QRS 起始向量，因而可掩盖或改变心肌梗死的病理性 Q 波。此外，LBBB 的继发性 ST-T 改变也能抵消心肌梗死出现的原发性 ST-T 改变。因此，左束支阻滞合并心肌梗死是一个诊断难题。

左束支阻滞合并心肌梗死时可参考如下几点诊断特征（图 5-34）：

（1）Ⅰ、V₅、V₆ 导联有 Q 波　无并发症的左束支阻滞，Ⅰ、V₅、V₆ 导联决不会出现 Q 波，如出现 Q 波，不论其如何微小，均提示合并心肌梗死。

（2）Ⅱ、Ⅲ、aVF 导联的 QRS 波出现 Q 波或 QS 波　单纯的左束支阻滞虽有时也可出现 Q_Ⅲ 及 Q_aVF，但如同时有 Q_Ⅱ，则可明确判断为合并了下壁心肌梗死。

（3）V₅、V₆ 导联 QRS 波振幅显著减小。

（4）前胸导联　QRS 振幅小于肢体导联 QRS 波振幅。

（5）原发性 ST-T 改变伴有动态变化　左束支阻滞本身可引起继发性 ST-T 改变。

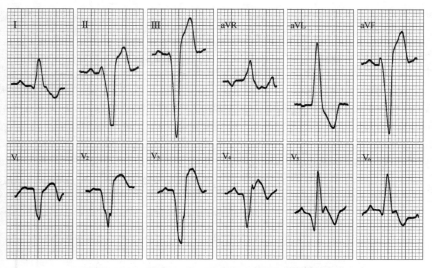

图 5-34 完全性左束支阻滞合并前侧壁心肌梗死

心肌梗死合并左束支阻滞时，大部分患者可出现原发性 ST-T 改变，使继发性 ST-T 改变的特点改变。QRS 波主波向下的导联 ST 段抬高≥5mm；QRS 波主波向上的导联 ST 段抬高≥1mm；$V_1 \sim V_3$ 导联 ST 段压低≥1mm，且伴有动态变化。

十一、心肌梗死合并预激综合征的诊断

见图 5-35。预激综合征由于旁道预激心室，改变初始向量，故可出现病理性 Q 波。预激波也可掩盖真正心肌梗死的异常 Q 波，致使心肌梗死的漏诊，如在预激波时可明确诊断。如在 QRS 波主波向上的导联呈现 ST 段显著抬高，或在 QRS 波主波向下的导联 ST 段明显压低，可考虑为心肌损伤或梗死（图 5-36）。

十二、室性异位搏动对心肌梗死的诊断

（1）能够显示出心肌梗死的室性异位心搏常为室性早搏，还有室性并行心律、室性心动过速以及室性逸搏。

（2）必须以 QRS 主波向上的室性异位心搏做出诊断。

（3）须以朝向心外膜面的导联做出诊断而不能以面向心室腔的导联（aVR、V_1）做出诊断。

（4）室性异位心搏呈 QR（Qr）型或 QRs（qRs）型，其特异性较高。

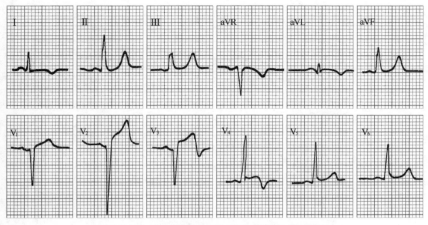

图 5-35 预激综合征合并前间壁心肌梗死

137

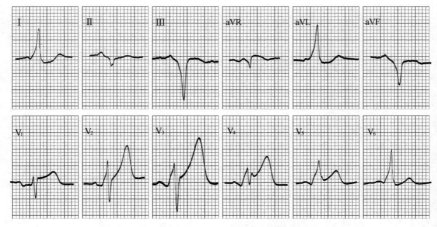

图 5-36 预激综合征合并急性前壁心肌梗死

第六章 心 律 失 常

第一节 心律失常总论

一、心律失常分类
(一) 激动起源异常

1. 窦性心律失常

包括窦性心动过速、窦性心动过缓、窦性心律不齐、窦性停搏、窦性早搏。

2. 房性心律失常

包括房性停搏、房性早搏、房性心动过速、心房颤动、心房扑动、房性逸搏与房性逸搏心律等。

3. 交界性心律失常

包括交界性停搏、交界性早搏、交界性心动过速、交界性逸搏与交界性逸搏心律。

4. 室性心律失常

包括室性停搏、室性早搏、阵发性室性心动过速、心室颤动、心室扑动、室性逸搏与室性逸搏心律、非阵发性室性心动过速等。

（二）传导异常

（1）阻滞

1）根据阻滞的部位不同分为：窦房阻滞、窦房交界区阻滞、心房内阻滞、房室阻滞、心室内阻滞及其分支阻滞；

2）根据阻滞程度不同而分为：一度阻滞、二度阻滞（有Ⅰ型和Ⅱ型两种）、高度阻滞、几乎完全性阻滞、完全性阻滞。

（2）干扰（生理性传导障碍）　窦房结内干扰、窦房交界区干扰、心房内干扰、房室交界区干扰、心室内干扰。

（3）脱节（病理性传导障碍）　窦房交界区脱节、心房内脱节、房室脱节、交界区脱节、心室内脱节。

（4）传导途径异常　预激综合征、双径路传导、折返现象。

（5）意外传导　超常传导、裂隙现象、魏登斯基现象。

（6）隐匿传导。

（三）激动起源异常与传导异常同时存在

（1）并行心律。

(2) 异位心律合并预激综合征。

(3) 起搏器心电图。

二、心律失常的发生机制

（一）自律性异常与心律失常

（1）起搏点自律性丧失　心脏某一起搏点自律性丧失，产生起搏点停搏。

（2）起搏点自律性降低　起搏点自律性降低，出现心动过缓心律失常。

（3）起搏点自律性不稳定　起搏点自律性不稳定，产生心律不齐。

（4）起搏点自律性轻度增高　产生加速的逸搏与加速的逸搏心律。

（5）起搏点自律性中度增高　产生早搏与心动过速。

（6）起搏点自律性重度增高　产生扑动。

（7）起搏点自律性极度增高　产生颤动。

（二）传导异常与心律失常

（1）阻滞　心脏阻滞的发生机制是传导组织的不应期延长造成传导延缓或阻滞性中断，按阻滞的程度的不同分为一度、二度、三度。

（2）干扰与脱节　心肌兴奋之后便进入不应期，过早的激动在生理性不应期内发生传导延缓或传导中断，前者称为相对干扰，后者称为绝对干扰。连续 3 次或 3 次以上的干扰，构成干扰性脱节，在快速心律失常中，干扰是常见的电生理现象。

（3）折返　激动沿着折返环路折返传导产生折返性心律失常，有小折返环与大折返环之分。折返形成需要以下 3 个基本条件：

1）激动传导的双径路；

2）一条径路单相阻滞；

3）另一条径路需存在缓慢传导。

三、心律失常的分析方法

（1）合格的心电图记录是分析心律失常的首要条件　同步 12 导联心电图记录对持续的心律失常的定位诊断、传导情况的分析有很大的帮助；对于阵发性的心律失常记录不能仅仅靠一份心电图，而建议动态心电图检查，以免漏诊。

（2）详细了解患者的病史　心律失常的发生的诱因是多方面的，只有详细了解患者的病史，结合其他的实验室检查资料，如活动平板心电图、动态心电图、ECT、动态心电图、心脏的电生理检查等结果，对复杂的心律失常的心电图分析可以提供重要的辅助作用。

（3）具体的心电图分析　从基本的节律（心律、心率）、QRS 波群（宽度与高度)、心房 P 波与 QRS 波群的关系、ST-T 的改变等方面入手。

（4）特别注意　不能仅仅依靠一份心电图的正常与否而断然对患者下诊断。

第二节　快速型心律失常

一、快速型窦性心律失常

快速型窦性心律失常主要包括自律性窦性心动过速和窦房结折返性心动过速，以前者多见。

（一）自律性窦性心动过速

窦房结起搏点自律性增高引起的心动过速，称为（自律性）窦性心动过速。

1. 心电图表现

见图 6-1。

（1）窦性心律。

（2）成年人心率 > 100 次/min，一般不超过 160 次/min。

（3）P-R 间期≥0. 12s。

（4）心率逐渐增快，逐渐减慢，可区别于突然起止的阵发性心动过速。

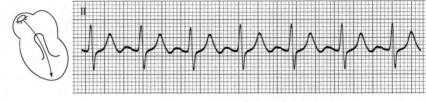

图 6-1 窦性心动过速

2. 常见原因

（1）正常生理反应 如体力活动、情绪激动、吸烟、饮酒、喝茶和咖啡等。

（2）病理状态 如发热、甲状腺功能亢进、贫血、失血、炎症、休克、心力衰竭和心肌缺血等。

（3）药物影响 如肾上腺素、阿托品和异丙肾上腺素等。

3. 处理

一般不需处理，部分病人针对原发疾病本身治疗，少数病人可用镇静剂、β 受体阻滞剂。

（二）窦房结折返性心动过速

激动在窦房结内折返引起的心动过速，称为窦房结折返性心动过速。窦房结有双径路，激动沿窦房结双径路折返形成窦房结折返性心动过速（图6-2）。

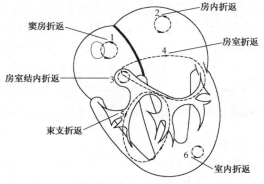

图6-2　折返环示意图

1. 心电图特点

见图6-3。

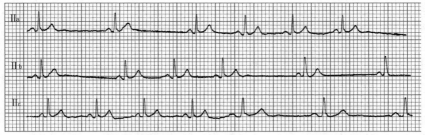

图6-3 窦房结折返性心动过速（Ⅱa、Ⅱb、Ⅱc为连续记录）

（1）P波形态、电轴与窦性P波相同。

（2）突然起止，短阵发作，表现为阵发性窦性心动过速，持续数秒而突止，间隔2～3个正常搏动后可再次发作，心动过速与基本窦性心律之间有明显的频率界线。

（3）心室率101～160次/min。

（4）P-P周期匀齐或基本匀齐。

2. 临床意义

窦房结折返性心动过速属于少见的心律失常。可见于任何年龄，尤其是高龄。半数见于器质性心脏病，尤其是冠心病和病窦综合征者。可无症状或症状较轻。心率较快时，则症状较明显。可应用普萘洛尔或维拉帕米，近年来主张用射频消融治疗。

二、过早搏动

过早搏动，简称早搏，又称期前收缩或期外收缩。

（一）窦性早搏

窦性早搏比较少见，是指起源于窦房结的提前异位激动。

1. 心电图特点

见图 6-4。

（1）提早出现的 P 波形态、方向和同导联上窦性 P 波完全相同。

（2）早搏和下一次窦性心动的间歇等于一个正常窦性周期（等周代偿间歇），这是窦性早搏最重要的特点。

2. 临床意义

窦性早搏的原因可能与自主神经功能失调、发热、代谢、药物等因素有关。应针对原发病处理。

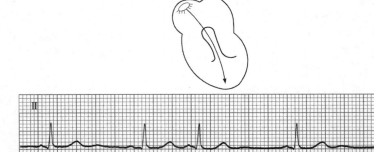

图 6-4   窦性早搏

（二）房性早搏

房性早搏简称房早，指起源于窦房结以外心房任何部位的过早搏动。

1. 心电图特点
见图 6-5，图 6-6。

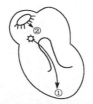

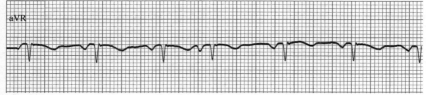

图 6-5　房性早搏

（1）提早出现的房性 P′波，其形态与窦性 P 波不同，多数房性 P′波可下传心室。

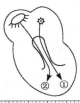

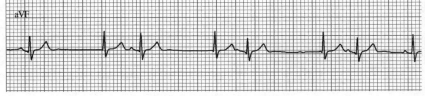

图 6-6　房性早搏二联律

（2）P′-R 间期≥0.12s。

（3）QRS-T 与窦性下传者相同。

（4）大多呈不完全代偿间歇。

2. 房性早搏的心电图特殊表现

（1）房性早搏的 P′波可能和前一心动的 T 波相重叠，故应仔细分析和寻找。

（2）过早的 P′波如遇房室结的相对不应期，下传心室可表现为 P′-R 间期延长（图 6-7）。

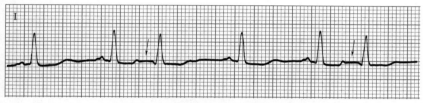

图 6-7　房性早搏伴干扰性 P′-R 延长

（3）过早的 P′波如遇房室结的有效不应期，则形成未下传的房性早搏（图 6-8）。

（4）过早的 P′波经房室交界区下传，如遇室内束支的相对不应期，则可产生室内差异性传导（图 6-9）。房性早搏伴心室内差异性传导应与室性早搏鉴别。

3. 原因

包括生理性和病理性。正常人中，多达 60% 可有房性早搏，特别在焦虑、疲劳、

151

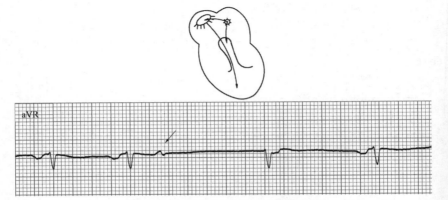

图 6-8　房性早搏未下传，交界性逸搏

过度烟酒、饮茶或咖啡后容易出现。各种器质性心脏病，慢性肺部疾病以及药物对心肌的毒性作用（如洋地黄中毒）时，房性早搏更加常见。房性早搏发生率随着年龄的增长而增加。24 h 动态心电图监测，房性早搏检出率为 60% ~ 70%。

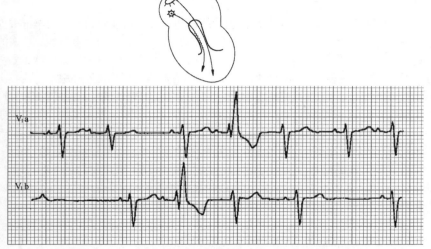

图 6-9 房性早搏、短阵房性心动过速伴右束支阻滞型室内差异性传导（V_1a、V_1b 为连续记录）

153

4. 临床意义与处理

功能性房性早搏不伴有器质性心脏病证据，在运动或心率增快后房性早搏减少或消失。病理性房性早搏，则常在运动或心率增快后增多，常伴有器质性心脏病的其他临床表现。房性早搏更重要的临床意义是触发其他更为严重的心律失常，如房性早搏引起折返性室上性心动过速，房性早搏落在心房易损期诱发心房扑动或心房颤动等。因此，治疗房性早搏对预防这些严重房性心律失常的发生具有重要意义。

房性早搏发作不频繁，不伴有明显症状，可暂不予处理。频繁发作，伴有明显症状的房性早搏，应适当治疗。主要包括避免诱因，消除症状和控制房性早搏发作。患者应充分休息，适当活动，避免精神紧张和情绪激动，避免过度烟、酒、浓茶、咖啡，适当给予镇静剂等。针对病因治疗（如洋地黄中毒引起的房性早搏）。用于抑制房性早搏的抗心律失常药物，常用的有 β-受体阻滞剂，如维拉帕米、普罗帕酮以及胺碘酮等，可根据病情适当选用。

（三）交界性早搏

起源于房室交界区的过早搏动称为交界性早搏。

1. 电生理特征

房室交界区的激动点的细胞自律性增高或折返。

2. 心电图特点

见图6-10，图6-11。

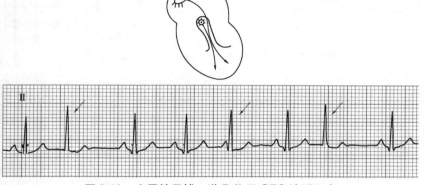

图6-10　交界性早搏，逆P位于QRS波群之中

（1）提前出现的P'-QRS-T波群，P'-R < 0.12s 或 R-P' < 0.20s（P'波可因前传和

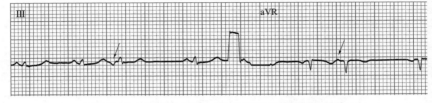

图 6-11 交界性早搏，逆 P 位于 QRS 波群之前

逆传的速度不同，在 QRS 波群的前、中、后出现，在 QRS 波群之前其 P′-R < 0.12s；若出现在 QRS 波群之后，R-P′ < 0.20s)。

(2) QRS-T 波群呈室上性，如果伴束支阻滞、预激、室内差异性传导时，QRS 波群畸形。

(3) 多有完全性代偿间期。

3. 原因

洋地黄中毒、缺血性心脏病和风湿性心脏病、心力衰竭、低氧血症、低血钾、药物（肾上腺素、异丙肾上腺素等）作用、迷走神经张力增高等。

4. 临床意义与治疗

交界性早搏的发生率远比室性早搏和房性早搏少见，可出现于健康人和心脏病患者。通常交界性早搏不需治疗，但起源点较低或出现过早，有时会诱发室性快速性心律失常，应予以控制。心力衰竭患者合并交界性早搏，洋地黄有一定治疗作用。此外，β-受体阻滞剂、Ⅰ类抗心律失常药及钙拮抗剂等也有一定疗效。

（四）室性早搏

希氏束部位以下提早出现的单个或成对的无保护机制的心搏，称为室性早搏，是一种最常见的心律失常。

1. 发生机制

心室内异位起搏点自律性增高，折返现象和触发活动是引起室性早搏的主要机制。

2. 室性早搏分类

（1）根据早搏的形态分类

1）单源性室性早搏：在同一导联中 QRS-T 波群形态完全相同，波群时间也完全相等；

2）多形性室性早搏：在同一导联中室性早搏联律间期相等，波群形态不同；

3）多源性室性早搏：在同一导联中室性早搏联律间期差别 > 80ms，室性早搏形态有 2 种以上，但室性早搏形成的室性融合波除外。

（2）根据早搏的起源部位不同分类（室性早搏的定位）

1）室间隔早搏：室性早搏波形与室上性 QRS-T 波形基本相同或相似；

2）右束支性早搏：室性早搏呈典型的左束支阻滞图形；

3）右室肌性早搏：室性早搏类似完全性左束支阻滞图形；

4）左束支早搏：室性早搏呈典型的右束支阻滞图形；

5）左前分支性早搏：室性早搏呈右束支＋左后分支阻滞图形；

6）左后分支性早搏：室性早搏呈右束支＋左前分支阻滞图形；

7）左室肌性早搏：室性早搏类似完全性右束支阻滞图形；

8）心室前壁早搏：室性早搏 QRS 波群主波方向在 $V_1 \sim V_4$（甚至可 $V_1 \sim V_6$）导联向下；

9）心底后壁早搏：室性早搏 QRS 波群主波方向在 Ⅱ、Ⅲ、aVF 导联向下。

（3）根据早搏的频度分类

1）频发性室性早搏：室性早搏≥5 次/min；

2）偶发性室性早搏：室性早搏 1～2 次/min。

3. 室性早搏的危险程度分级

（1）Lown 分级

0 级：无室性早搏；

1 级：偶发，单一形态室性早搏 <30 次/h；

2 级：频发，单一形态室性早搏≥30 次/h；

3 级：频发，多型室性早搏；

4A 级：连续的成对室性早搏；

4B 级：连续的≥3 次室性早搏；

5 级：R on T 现象。

Lown 分级法多用于对急性冠脉综合征等心肌缺血时发生的急性室性早搏的危险程度分级。

（2）Myerbury 分级　见表 6-1。

近年来众多的临床资料表明，慢性室性早搏（即在心脏病变慢性期发生的，持续的反复出现的室性早搏）的危险程度既与室早的发生频率，亦和室早的形态有关，并和心脏的情况有关。Myerbury 室性早搏危险程度分级法，已不断被近来的临床研究证明是一种较好的室早危险程度分级法，因此愈益受到重视。

表 6-1　Myerbury 室性早搏危险程度分级

室早的频率分级		室早的形态分级	
0	无	A	单形、单源
Ⅰ	少见（1 次/h）	B	多形、多源
Ⅱ	偶发（1~9 次/h）	C	连发、成对、成串或连发（3~5 次连发）
Ⅲ	常见（10~29 次/h）	D	非持续性室速（6~30 次连发）
Ⅳ	频发（≥30 次/h）	E	持续性室速（≥30 次连发）

（3）Bigger 分级　Bigger 等在 Myerbury 分级的基础上，结合心脏病严重程度和左室功能情况，提出将室性心律失常分成良性的、有意义的或可能恶性的、致命的 3 种。良性的室性早搏指无或不明显增加危险因素；可能恶性的为明显增加危险因素；致命的为未经治疗的能引起死亡的心律失常（持续性室速或室颤）。

4. 心电图特点

见图 6-12 至图 6-15。

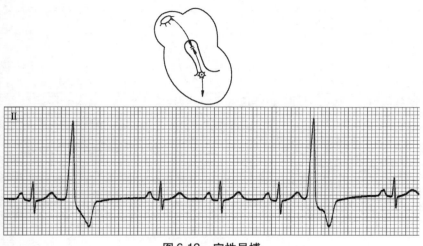

图 6-12 室性早搏

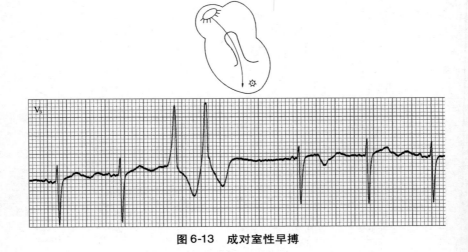

图 6-13　成对室性早搏

（1）提前出现的宽大畸形的 QRS-T 波群，QRS≥0.12s。

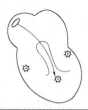

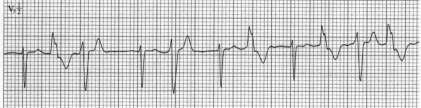

图6-14　多源室性早搏，短阵室性心动过速

（2）其前无相关 P 波。

（3）T 波与 QRS 主波方向相反。

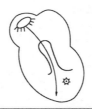

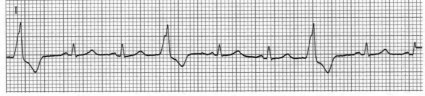

图 6-15　室早三联律

（4）几乎都有完全的代偿间期。

5. 病因

（1）功能性如迷走神经张力增高、焦虑或紧张等。

（2）拟交感类药物、低血钾、洋地黄中毒等。

（3）器质性如心脏病，包括心肌病、风湿性心脏病、心肌梗死、心肌炎等。

6. 临床及治疗

（1）室性早搏的临床对策　不同的室性早搏其治疗目标不同，有的主要减少或消除室早引起的症状；有的则在于抑制或消除引起早搏的病因；有的则主要是为了预防致命性室性心律失常的发生、降低猝死的危险。一般而言，有下述情况应予重视。

1）有器质性心脏病基础，如冠心病、急性心肌梗死、心肌病、瓣膜疾病等；

2）心脏功能状态，如有心脏扩大，左室射血分数 <0.4 或心力衰竭等；

3）临床症状如眩晕、黑蒙或晕厥先兆等；

4）心电图表现，如室性早搏呈多源、成对、连续≥3 个出现，或在急性心肌梗死或 Q-T 间期延长基础上发生的 R on T 现象。

（2）室性早搏的治疗对策

1）无器质性心脏病亦无明显症状的室性早搏，不必使用抗心律失常药物治疗；

2）无器质性心脏病，但室性早搏频发引起明显心悸影响工作及生活者，可酌情选用美西律、普罗帕酮、β-受体阻滞剂；

3) 有器质性心脏病伴轻度心功能不全（左室射血分数为 0.4～0.5），原则上先处理心脏病，不必用针对室性早搏的药物。室性早搏引起明显症状者，宜选用普罗帕酮、美西律、莫雷西嗪、胺碘酮等，在紧急情况下可静脉给药；

4) 急性心肌梗死早期出现的室性早搏，宜静脉使用利多卡因；

5) 室性早搏伴发于心力衰竭、低钾血症、洋地黄中毒、感染、肺心病等情况时，应首先针对病因治疗。

（五）间位性室性早搏（插入性室性早搏）

插在两个窦性心律之间，并不取代一次窦性激动对心室控制的室性早搏，称间位性室性早搏。

1. 发生机制

（1）主导心律的频率比较慢，是插入性室性早搏产生的必要条件。窦性 P 波落入室性早搏逆传至房室交界区形成的新的不应期的相对不应期下传至心室。

（2）室性早搏出现的时间比较适中，即不早不晚。假如早搏出现过早将遇到心室肌的有效不应期而不能显现出来，过晚又将会干扰了下一次窦性 P 波的下传，而使室性早搏伴完全性代偿间期。

2. 心电图特点

见图 6-16。

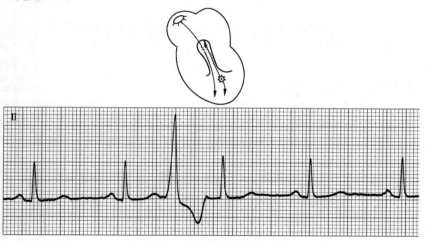

图 6-16　插入性室性早搏

（1）插在两个窦性心搏之间的室性早搏。

（2）无代偿间歇。

（3）常对紧随其后的窦性激动产生干扰，最常见的干扰是使其后的窦性激动的P-R间期延长。

三、心动过速

（一）阵发性室上性心动过速

1. 房室结折返性心动过速

房室结折返性心动过速约占阵发性室上性心动过速的 **25%**。其发生与房室结双径路传导有关。房室结折返性心动过速可分为两种，一种是常见型，即慢-快型，另一种是少见型，快-慢型和慢-慢型。

（1）慢-快型 是成年人最常见的房室结折返性心动过速，约占 **90%**。

1）发生机制：房室结内存在双径路，其中，快径路传导速度快，但不应期长；慢径路传导速度慢，但不应期短。窦性心律时，快径路处在可激动期，冲动易经快径路传导抵达希氏束和心室。这一冲动同样也向前渗入慢径路，但只要快径可以传导，冲动就不可能经慢径路有效传达至希氏束。如有适时的房性早搏恰巧处于快径路的不应期，而处于慢径路的应激期，则冲动由慢径路下传，激动下传至远端时，快径路已经脱离了不应期，则冲动一方面下传心室，一方面再次由快径路逆传至心房，由此形成折返（图6-17）。

2）心电图特点：见图6-18，图6-19。

①突然发作，突然终止；②大多数病例（约66%）因心房心室同时激动，故逆行P波埋在QRS波群中而在心电图上看不见P波。少数病例（1/3）逆行P波紧随QRS波之后，$P_{II、III、aVF}$倒置（逆行P波紧随在QRS波之后，即QRS的终末部相重，在II、III、aVF导联酷似"S"波），V_1、aVR导联直立（在aVR、V_1导联可能出现"伪r波"在V_1导联上类似不完全性右束支阻滞的r'波）。R-P⁻＜P⁻-R间期。R-P⁻间期＜70ms；③QRS波群多呈室上性，频率节律规则。少数伴束支阻滞、功能性室内差异性传导等，QRS波群也可宽大畸形。

（2）快-慢型　特点是快径路前传，慢径路逆传，即慢径路不应期反而比快径路更长，较少见。约占房室结折返性心动过速的10%。发作持续时间较长，多见于儿童。多为病理性或由药物所致。

1）心电图特点见图6-20；①P波　由于激动沿慢径路逆传速度慢，所以逆行P波在前一心动周期的T波之后，下一个QRS波之前。体表心电图容易辨认。P波在II、III、aVF导联倒置或双相，V_1、aVR导联直立；②P'-R间期短而固定，R-P'间

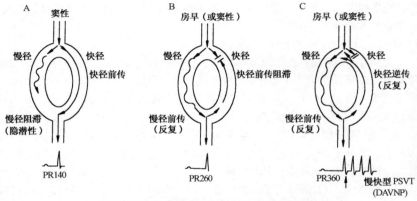

图 6-17　房室结折返性心动过速发生机制

A. 房室结内存在传导速度和不应期截然不同的快慢两条径路，正常情况下心电图表现为 P-R 间期正常；B. 适当的早搏刺激使心房除极后，房室结快径路先进入不应期，激动沿慢径路下传心室，同时又沿快径路逆传；C. 快径路脱离不应期，激动沿快径路逆传心房，再又沿慢径路下传，形成了折返

期长，P′-R < R-P′，R-P′ > 1/2R-R；③QRS 波多呈室上性，少数伴束支阻滞、室内差异性传导等，QRS 也可呈宽大畸形。R-R 间期规则，心律绝对整齐。心率约 100～150 次/min。

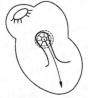

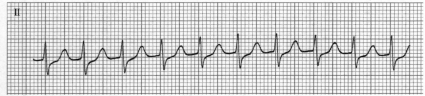

图 6-18　慢-快型房室结折返性心动过速，逆行 P⁻波埋在 QRS 波群中

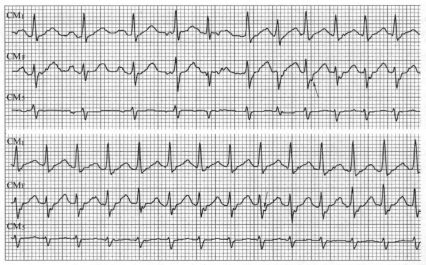

图 6-19　房早伴快径至慢径的跳跃现象，诱发慢-快型房室结折返性心动过速，

（P⁻波位于 QRS 终末部，R-P⁻间期 <70ms，上下两条为连续记录）

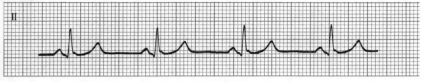

A. 心动过速发作前

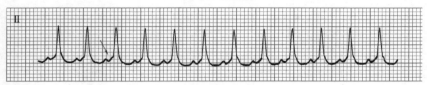

B. 心动过速发作时

图 6-20 快-慢型房室结折返性心动过速，P′-R，P′波位于下一个 QRS 波群之前

（3）处理 房室结折返性心动过速多见于青中年健康心脏者，但少数为并发心脏病的老年病人。若属后者，应先纠正基本病因，如心衰、缺氧缺血、心肌梗死、电解质紊乱及药物反应等，并采取患者安静休息、吸氧等一般治疗。药物治疗可选用维拉帕米、三磷酸腺苷（ATP）、普罗帕酮（心律平）。可行导管射频消融改良房室结。

2. 房室折返性心动过速

旁路参与的房室折返性心动过速约占所有阵发性室上性心动过速的30%。由于旁路有前传和/或逆传功能，且传导速度快，故发生室上速时会发生快速心室率，部分则引发血流动力学障碍而危及生命。

房室折返性心动过速发作时，根据折返激动的方式和心电图波形不同及电生理检查的特点，可分为下述2种类型。

（1）顺向型房室折返性心动过速　顺向型房室折返性心动过速时激动沿房室结前传至心室，再由房室旁路逆传至心房。顺向型房室折返性心动过速占房室折返性心动过速的95%。

1）发生机制：顺向型房室折返性心动过速是一种包括房室旁路束与正常房室希浦系统传导路径间构成折返环路所致的大折返环心动过速，其折返环路的顺序为心房→房室结→希浦系→心室→房室旁路逆传→心房。顺向型房室折返性心动过速的发生有3个必要条件：①必须存在折返环。②环路中某一支发生单向阻滞，另一支发生传导速度减慢（房性早搏经 AVN-HPS 缓慢传导）。③冲动在折返环中运行一周所需的时间（折返周期）必须长于折返环任一部位组织的有效不应期，否则冲动波阵面将遇上处于不应状态的组织而被终止（图 6-21）；

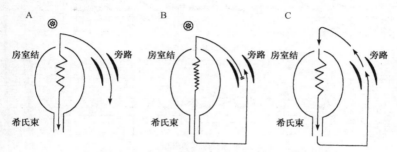

图 6-21　顺向型房室折返性心动过速发生机制

2）心电图特点：见图 6-22。

①反复发作心动过速，频率 140 ~ 200 次/min；②QRS 波正常，亦可伴功能性或器质性束支阻滞呈宽大畸形；③逆行 P 波位于 QRS 波群后，R-P' < P'-R 间期。R- P' 间期 >70ms，常为 100 ~ 110ms。

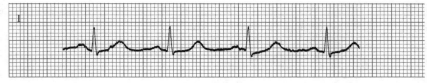

A. 心动过速发作前

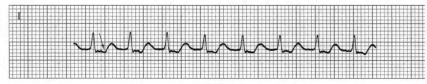

B. 心动过速发作时

图 6-22 顺向型房室折返性心动过速，ST 段上可见明显逆 P，R-P⁻间期约 100ms

（2）逆向型房室折返性心动过速 逆向型房室折返性心动过速占房室折返性心动过速的 5% 。逆向型房室折返性心动过速的发生机制与顺向型房室折返性心动过速相似。折返运动的方向为房室旁路前向传导激动心室，之后循 AVN-HPS 逆向传导激动心房而完成折返。逆向型房室折返性心动过速的逆传支可以是 AVN-HPS，但更多见的是另一条房室旁路。

心电图特点见图 6-23。

①QRS 波增宽，时间 >0.12s，呈宽 QRS 心动过速；②预激波最大；③R-R 间期规则，频率为 150～250 次/min；④逆行 P 波，出现在宽 QRS 后，常融入宽大的 QRS 波群及继发改变的 ST-T 中。若能发现 P⁻波，则 P⁻波与心室 QRS 波群为 1：1 比例。

（3）处理　顺向型房室折返性心动过速的治疗与房室结折返性心动过速基本相同。虽然阻断房室折返环路中的任一环节均可使心动过速终止，但房室传导系是该环路中最易击破的一环。有效终止顺向型房室折返性心动过速的药物较多，ATP、普罗帕酮、维拉帕米静脉注射可作为第一线用药。伴发心功能不全者，可首选毛花苷 C 静脉注射。老年人并发顺向型房室折返性心动过速，需在心电监护下进行药物治疗，小剂量 ATP（10mg）不失为安全有效的药物。

药物治疗逆向型房室折返性心动过速应针对房室旁路传导。可抑制房室旁路和 AVN-HPS 传导的抗心律失常药，国内较常用的为普罗帕酮和胺碘酮。血流动力学稳

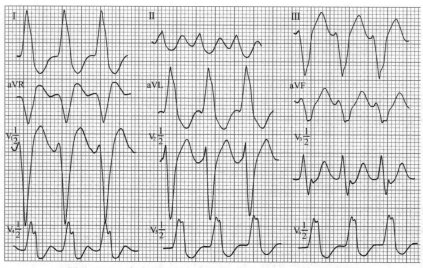

图 6-23A　房室折返性心动过速（呈宽 QRS 心动过速）

178

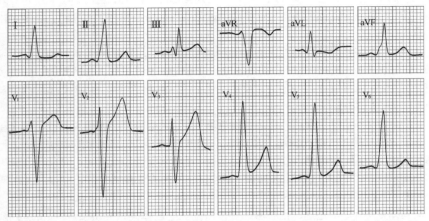

图 6-23B 逆向型房室折返性心动过速（宽 QRS 心动过速，心动过速终止后
窦性心律呈显性预激图形，支持此宽 QRS 心动过速为逆向型房室
折返性心动过速）

定的逆向型房室折返性心动过速，可选用上述药物静脉注射。当药物不能及时有效地终止心动过速或逆向型房室折返性心动过速发作伴血流动力学改变时，应考虑体外直流电复律。

逆向型房室折返性心动过速及 AVRT 易转为房颤者，禁用 AVN 抑制剂（如洋地黄、维拉帕米），以免房室传导系传导延缓，室上性激动（如快速房颤波、房扑波等）循旁路如数下传引发快速心室反应，或室速、室颤乃至猝死。β-受体阻滞剂及利多卡因也应慎用。

应用上述抗心律失常药时，须注意剂量和静脉注射速度，剂量过大或小剂量注射速度太快（除了 ATP 为快速"弹丸样"注射外）均可引起不良反应或引发更为严重的其他类型的心律失常。

房室折返性心动过速反复发作者，建议接受射频消融治疗。

3．自律性房性心动过速

自律性房性心动过速，指心房的异位激动点的自律性增高所引起的心动过速。自律性房性心动过速可分为急性和慢性自律性房性心动过速两种。

（1）病因

1）急性自律性房性心动过速：多发生于成年人。常在器质性心脏病基础上发作，如急性心肌梗死、心肌病、慢性阻塞性肺病（尤其伴急性感染时）、肺心病，个别见于无器质性心脏病的正常人。洋地黄过量、低血钾症常是自律性房性心动过速发作的重要原因。此外，心肌缺血、代谢紊乱、饮酒、缺氧等常为诱发因素。

2）慢性自律性房性心动过速很少见，多发生于儿童、青年人，多无明显器质性心脏病，成年后自然消失。但近年来认为可能由于亚临床型病毒感染或其他炎症疾病所致，表现为反复发作呈持续性，或无休止型，亦可阵发。

（2）心电图特点（图6-24）

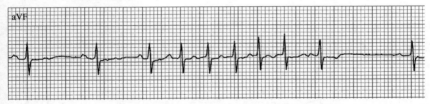

图6-24 自律性房性心动过速，房性逸搏

1）P'波形态与窦性 P 波不同。

2）房性心动过速的频率，大多在 100 ~ 160 次/min。

3）多数自律性房性心动过速起始时有心率逐渐加速过程，即温醒现象。

4）QRS 波为室上性图形，伴功能性或器质性束支阻滞，QRS 波群可宽大畸形。

5）可伴房室阻滞。

（3）处理　短阵房速仅当患者不能耐受症状时方需治疗。若需用药，如无禁忌证，β-受体阻滞剂应为一线治疗药物。阵发性及无休止型房速都难以用药物治疗。某些自律性房性心动过速可自行终止无须药物治疗。

多源性房性心动过速系糖尿病酸中毒、慢性阻塞性肺病进一步加剧时出现的心律失常，用洋地黄治疗难以奏效，而且在这些基础病的病人中洋地黄中毒的危险性增大。因此，最佳治疗仍应以纠正酸中毒、控制呼吸系统感染及改善通气功能等病因治疗为主。

4. 房内折返性心动过速

房内折返性心动过速，是由心房肌、结间束之间的小折返环路引起的心动过速。房内折返性心动过速约占阵发性室上性心动过速的 5%，且几乎仅见于器质性心脏病者。

（1）心电图特点　见图 6-25。

182

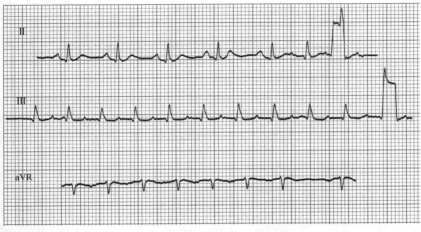

图 6-25 折返性房性心动过速

心动过速发作时 P′波形态与窦性 P 波不同，P′波在 QRS 波之前，P′-R 间期固定；P′-R < R-P′，P′-R > 0.12s；上下 3 条为连续记录。

1）心房率 95～240 次/min，通常 <150 次/min。

2）房性心动过速可由房性早搏引起，无温醒现象，多突然发作及终止。

3）P′形态与窦性 P 波不同，但 P′波总是在 QRS 波之前，P′-R 间期固定。P′-R < R-P′，P′-R >0.12s。

4）心房率 >180 次/min 时，可伴有房室阻滞。

（2）处理　由于心动过速的折返环路局限于心房某一部位，呈阵发性发作，常难以控制。但延长心房不应期、减慢房内传导的抗心律失常药，如 I_A、I_C 类可能有效，而维拉帕米效果差，房室结阻滞剂如洋地黄、普萘洛尔常用来控制心室率，而对房速无影响。

5. 窦房结折返性心动过速

窦房结折返性心动过速见前述，此处略。

（二）室性心动过速

室性心动过速（简称室速）是指起源于希氏束支分叉处以下，连续 3 个或 3 个以上，频率 >100 次/min 以上的心动过速。冲动的产生和/或冲动的传导异常均可引起室性心动过速。

1. 病因

少数室性心动过速可见于无器质性心脏病的正常人和生理状况，大多数见于各种类型的心脏病和严重的神经体液调节紊乱，尤其是缺血性心脏病、肺源性心脏病、心肌炎心肌病等。也可见于其他各种原因引起的心脏损害、药物中毒和电解质紊乱。

2. 室性心动过速的分类

室性心动过速的分类仍不统一，目前临床上较为常用的分类有以下 2 种：

(1) 按室性心动过速持续的时间分类

1) 持续性室性心动过速：每次发作持续时间≥30s，或虽未达 30s，但患者已出现意识丧失，需要紧急电复律的室性心动过速。

2) 非持续性室性心动过速：每次发作在 30s 内自发终止的室性心动过速。

(2) 按室性心动过速发作时的 QRS 波形态分类

1) 单形性室性心动过速：室性心动过速发作时，QRS 波群呈单一形态的室性心动过速。

2) 多形性室性心动过速：室性心动过速发作时，QRS 波群呈两种或两种以上形态的室性心动过速。

3. 心电图特征

见图 6-26 至图 6-28。心电图是诊断室性心动过速的可靠方法，在室性心动过速发作时记录到心电图，尤其是较为完整的 12 导联心电图，对于诊断的建立具有重要意义。提示室性心动过速的心电图特征是以下几点：

（1）连续出现 3 个或 3 个以上的宽大畸形 QRS 波，QRS 波的时间 >0.12s，如果 QRS 波的形态呈单形性，则节律基本规整。

（2）出现房室分离　可见 P 波有规律地出现，P 波与室性心动过速的 QRS 波之间无固定的时间关系。P 波的频率比 QRS 波的频率慢。

（3）心室夺获和室性融合波　心室夺获是指室上性冲动（以窦性多见）在室性异位冲动尚未发出之前即到达心室而引起心室除极。心室夺获波的前面常常有窦性 P 波，QRS 波时间正常，P-R 间期 >0.12s。室性融合波是室上性冲动和室性冲动共同使心室除极而形成的心搏，即不完全性心室夺获与部分室性异位搏动相互控制而形成的窦性与室性相混的图形。

（4）部分患者在室性心动过速发作前或终止后可有与室性心动过速图形基本一致的室性早搏。

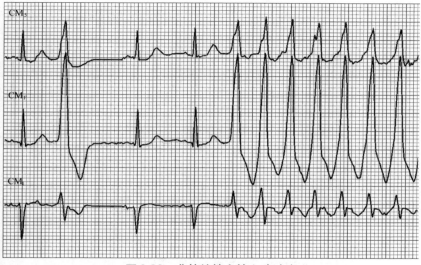

图 6-26　非持续性室性心动过速

187

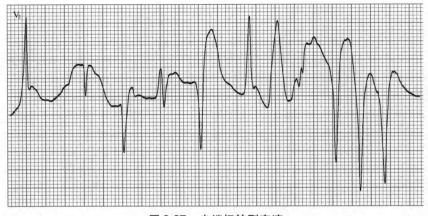

图 6-27 尖端扭转型室速

4. 处理

（1）室性心动过速治疗原则　立刻终止室性心动过速的发作，消除诱发心动过速的诱因，积极治疗原发病，努力预防室速复发，注意防治心脏性猝死。

188

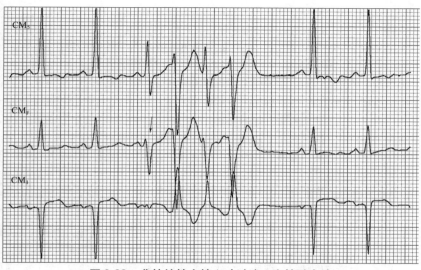

图 6-28 非持续性室性心动过速，室性融合波

189

（2）终止室性心动过速方法 药物治疗、直流电复律、心脏程序电刺激、导管消融治疗、置入型心律转复除颤器以及其他如心前区捶击等。

（3）室性心动过速的预防性治疗 抗心律失常药物（胺碘酮、索他洛尔、β-受体阻滞剂）、导管射频消融治疗、外科手术治疗。

对于频繁发作的非持续性室性心动过速而需要紧急处理的患者，如急性心肌梗死并发的室性心动过速、伴有晕厥的非持续性室性心动过速患者，可以单纯使用药物治疗。利多卡因、普罗帕酮、胺碘酮、索他洛尔是目前临床上常用的几种终止室性心动过速的药物，静脉用药均收到较好的疗效。维拉帕米用于分支型室性心动过速，有比较独特的疗效。室性心动过速伴晕厥等，发生了明显血流动力学障碍，此时应首选直流电复律。

（三）非阵发性心动过速

1. 非阵发性交界性心动过速

（1）病因 非阵发性交界性心动过速几乎是发生在器质性心脏病患者。主要见于洋地黄中毒、冠心病、急性心肌梗死（尤其是下壁者）。各种原因累及房室交界区组织，引起不同程度的缺氧、缺血、炎症、变性、坏死等病变，导致交界区的自律性增加均可发生非阵发性房室交界性心动过速。有少数患者原因不明。

（2）心电图特点　见图 6-29。

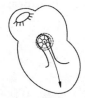

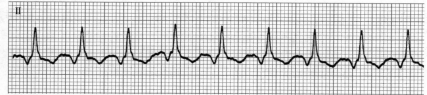

图 6-29　非阵发性交界性心动过速

1）一系列连续 3 次以上的交界性 P 波与 QRS 波，心室率为 70～130 次/min，心律一般匀齐。

2）P波为逆行性，可在QRS波之前、中、后出现。心房可由窦房结控制呈窦P与心室形成房室分离，可见房性融合波，常常出现窦房结与交界区交替控制心室。

3）窦性激动常夺获心室，形成不完全性房室分离。

2. 预后及处理

非阵发性交界性心动过速的频率与窦性心律近似，无血流动力学改变，且这种心律失常多为暂时性的，故属良性心律失常，通常不需特殊处理。常随着原发病的好转而消失。治疗主要针对病因及原发疾病。洋地黄中毒者应立即停用洋地黄，同时应用钾盐、苯妥英钠。当心房颤动患者使用洋地黄时出现了非阵发性交界性心动过速，常提示洋地黄过量或中毒，如果心室率很快时，可用β-受体阻滞剂，但有心力衰竭时应避免使用。当出现房室分离时，可考虑用阿托品使窦性心率增快，通过窦-交界区心律的竞争，使非阵发性交界性心动过速及房室分离消失。

3. 非阵发性室性心动过速

非阵发性室性心动过速，又名加速性室性自主节律或加速性室性逸搏心律。

（1）病因　常见的病因为急性心肌梗死特别是急性心肌梗死再灌注期间，其他尚有洋地黄中毒、心肌炎、心肌病、高血钾、心脏手术、风湿热、完全性房室阻滞、室性逸搏心律应用异丙肾上腺素等，少数患者无器质性病因。

（2）发生机制　窦房结、房性、交界区起搏点自律性轻度降低，而室性起搏点自律性轻度升高，在脱离高位起搏点频率抑制作用情况下，便发放一系列的激动，形成加速性室性逸搏心律。

（3）心电图特点　见图6-30。

1）QRS波群畸形，时限≥0.12s，其前无相关的P波。

2）心室率多为70～130次/min，一般持续较短，发作起止缓慢。

3）因其频率接近窦性频率，易发生干扰性房室分离、心室夺获或室性融合波。

（4）临床意义

一般认为非阵发性室性心动过速的出现，并不伴有住院病死率增高，也不是心室颤动的先兆，一般不转为心室颤动，对血流动力学无明显影响，病人多能耐受，故预后较好。但近年来发现非阵发性室性心动过速并非均属良性心律失常，其预后取决于是否发展为致命性室性心律失常。对非阵发性室性心动过速系早搏型、心室率>75次/min、节律不规则时，应高度警惕，及时治疗，以防转化为阵发性室性心动过速，甚至心室颤动。

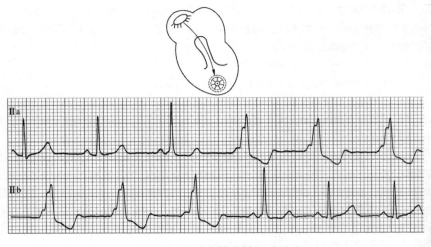

图 6-30　非阵发性室性心动过速

四、扑动与颤动

（一）心房扑动

心房扑动是一种快速而规则的心房激动。多为发作性，常是窦性心律与心房颤动相互转变时的暂时现象。

1. 病因

（1）器质性心脏病　最常见的是风湿性心脏病，另一常见的是冠心病。此外，心肌病、心肌炎、高血压性心脏病、慢性肺源性心脏病、各种病因引起的病态窦房结综合征（慢快综合征）、某些先天性心脏病（尤其是房间隔缺损）等均可引起心房扑动。

（2）预激综合征　常可引起心房扑动或心房颤动。预激综合征时，激动沿正常传导系统下传至心室，再从正常房室交界区沿旁道逆传折返至心房。如果逆传至心房的激动落在心房肌易颤期时，则可引起心房扑动或心房颤动。

（3）甲状腺功能亢进。

（4）其他疾病　心脏外科手术、心导管检查、慢性阻塞性肺疾病、糖尿病性酸中毒、低温、缺氧、低血糖、感染等也可发生心房扑动。

（5）偶见于无器质性心脏病的正常人　有时可能与精神过度紧张、激动、过度疲劳或运动有关。

2. 发生机制

心房内存在 1~2 个折返环，传播出去使心房大范围规则地折返，而大多数心房扑动的折返环在右心房内顺钟向或逆钟向走行。

3. 心电图特点

见图 6-31 至图 6-33。

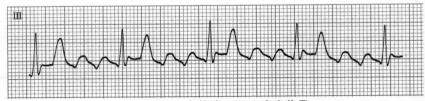

图 6-31　心房扑动，4∶1 房室传导

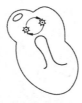

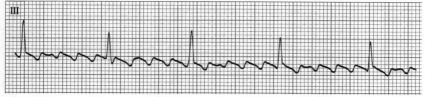

图 6-32 心房扑动，4：1至5：1房室传导

（1）窦性 P 波消失，代之以每分钟 250～350 次的波形、方向相同、间隔极为均匀的 F 波（特别在 Ⅱ、Ⅲ、aVF，个别在 V$_1$ 中易于辨认）。

（2）QRS 波群形态与窦性下传者相同。

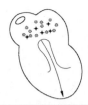

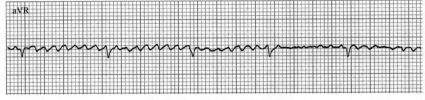

图 6-33　不纯性心房扑动

　　(3) 心房扑动的心室率决定于房室传导比例，传导比例固定则心室率匀齐，比例不固定则不匀齐，常见的房室传导比例为 2∶1，也可呈 3∶1 或 4∶1。

　　(4) 如果 F 波的大小和间距有差异，且频率 > 350 次/min，称不纯性心房扑动

（扑动颤动波）。

4. 处理

心房扑动的治疗主要分为两方面：

一是病因治疗：由于心房扑动大多系器质性心脏病所致，因此，治疗原发病很重要。有时当原发病未能纠正，心房扑动虽用药物控制但很易反复发作。如对风湿患者应用激素、阿司匹林、水杨酸制剂等积极控制；甲状腺功能亢进者如果不用抗甲状腺药物治疗，心房扑动、心房颤动便很难纠正。

二是对心房扑动的治疗：原则上除了对极短阵发作的心房扑动且无器质性心脏病依据的患者可以观察外，对其他患者均应及时纠正，使心房扑动转为窦性心律。有人认为即使变成心房颤动也比心房扑动要好。应控制心房扑动的心室率，可采用洋地黄、β-受体阻滞剂、钙拮抗剂等减慢心室率，普罗帕酮终止发作。

（二）心房颤动

心房颤动是一种极速而不规则的房性快速心律失常。其发生率仅次于窦性心律失常和过早搏动，居第三位，临床上远较心房扑动多见。

1. 病因

与心房扑动病因（如风湿性心瓣膜病、冠心病、高血压性心脏病、甲状腺功能亢进、病态窦房结综合征、心肌炎、心肌病、慢性肺部疾病、药物中毒、心脏手术等）一致；此外迷走神经功能失调也是心房颤动发生的重要因素。有 5% ~6% 的患者，多年观察无心脏病征象，称特发性或良性心房颤动。

2. 发生机制

与心房扑动不同，它是由心房内多个微折返环路发生不规则的子波而形成。

3. 心电图特点

见图 6-34，图 6-35。

（1）窦性 P 波消失，代之以间隔、形态、大小不等的 f 波。

（2）f 波的频率为 350 ~600 次/min，心室搏动间隔绝对不匀齐（R-R 间期绝对不等）。

（3）QRS 波群形态多为正常，也可宽大畸形，见于伴有束支阻滞、心室内差异性传导、预激综合征（图 6-36）。

4. 处理

治疗心房颤动针对 4 个目标：①转复为窦性心律；②控制心室率；③预防血栓栓塞；④去除病因。目前采用的治疗方法主要是药物，药物无效或不能耐受时可考虑用非药物方法。

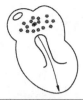

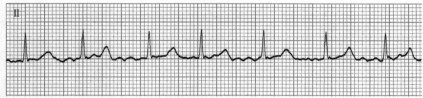

图 6-34 心房颤动

当心房颤动出现急性心室率增快引起症状时，常需静脉给药，常用的药物有毛花苷 C、普罗帕酮、维拉帕米、普萘洛尔等。如心房颤动与快速心室率引起心绞痛或心功能不全，应即用电复律。具有预激综合征的心房颤动患者不能用毛花苷 C、钙拮抗

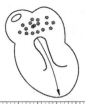

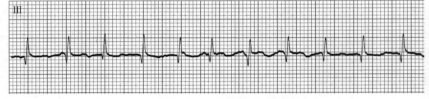

图 6-35 快速心房颤动

剂或β-受体阻滞剂来控制通过旁路预激心室的频率，应静脉注射普罗帕酮或胺碘酮，这些药物可同时阻遏房室结与旁路，如无效或症状加重，应立即用电复律。

凡能引起心房内压力增高、心房缺血、缺氧、纤维化、炎症、浸润、中毒者都

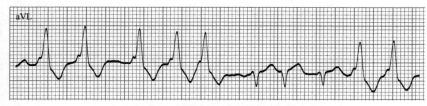

图 6-36　心房颤动伴间歇性预激综合征

能引起心房颤动。将各种原因去除，有利于心房颤动治疗的成功。吸烟、饮酒、咖啡和不适当的运动均可作为诱因，应该摒除。

（三）心室扑动与颤动

心室扑动为心室快速而微弱的无效收缩，心室颤动为各部位心室肌不协调乱颤。两者血流动力学影响均等于心室停搏。心室扑动常是心室颤动的前奏。

1. 病因

常见于冠心病（尤其急性心肌梗死或严重心肌缺血）；心肌病伴完全性房室阻滞且心室率缓慢或伴发室性早搏；严重电解质紊乱（如严重低钾或高钾）；触电、雷击或溺水。心室颤动常为心脏病或其他疾病患者临终前的表现。

2. 发病机制

心室肌自律性增高,形成单个或多个快速异位起搏点;心室肌复极不均一,导致心室肌内一处或多处微折返。

3. 心电图特征

见图 6-37,图 6-38。

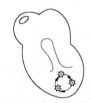

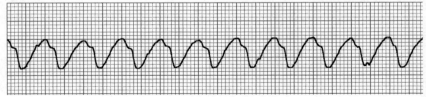

图 6-37　心室扑动

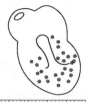

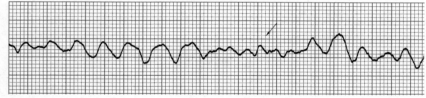

图 6-38　心室颤动

（1）心室扑动表现为规则而宽大的心室波，向上向下的波幅相等，频率为
150~250 次/min。

（2）心室颤动表现为形态、振幅及频率均极不规则的颤动波，频率 150~500

次/min，颤动波幅大者为粗颤，颤动波纤细者称为细颤。

（3）两者均无法分出 QRS 波、ST 段和 T 波。

4. 症状与处理

一旦发生，病人迅速出现阿-斯综合征，表现为意识丧失、抽搐，如不及时抢救，继之呼吸停止。体格检查无心音也无脉搏。

心室扑动和颤动一旦发生，应立即按心脏骤停心肺复苏常规抢救。

五、快速型心律失常总结

快速型心律失常的种类，见表 6-2。

表 6-2　快速型心律失常的种类

早搏	心动过速 150~250 次/min	扑动 250~350 次/min	颤动 350~600 次/min	QRS 宽度 >0.12s 为界
房性早搏	房性心动过速	心房扑动	心房颤动	大部分为窄 QRS 波
交界性早搏	交界性心动过速	—	—	大部分为窄 QRS 波
室性早搏	室性心动过速	心室扑动	心室颤动	大部分为宽 QRS 波

六、预激综合征

预激综合征是指窦房结（室上性）发出的激动，经正常的房室传导系统到达心室肌之前，先部分或全部通过房室间异常的附加旁路（或称旁道）传到心室肌，使心室肌提前激动。该心室肌预先激动而形成的心电图称为预激综合征。

（一）典型心室预激

1. 解剖学基础

Kent 束是经房室环直接连接心房和心室的附加传导束，称为 Kent 束。Kent 束可出现在环绕房室环的任何部位，但多数位于左、右心房室间沟的游离缘，仅少数位于房室间隔处（图6-39）。一个病人可存在一条或多条旁道。

旁路均具有快速传递激动的功能。旁路传导表现为全或无规律者呈 1：1 传导。在预激综合征中旁路作房室顺向性传导的占 30%～40%，作室房逆向传导的占 60%～70%。某些旁路只作室房逆向传导而不作房室顺向性传导，此称隐匿性旁路。

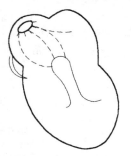

图 6-39 Kent 束解剖学基础示意图

2. 心电图特征

见图 6-40，图 6-41，图 6-42。

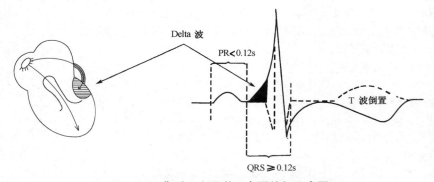

图 6-40　典型心室预激心电图特征示意图

（1）P-R 间期 <0.12s，P 波正常。
（2）QRS 时间 ≥0.12s。

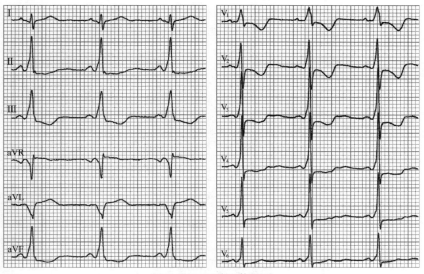

图 6-41 A 型预激图形

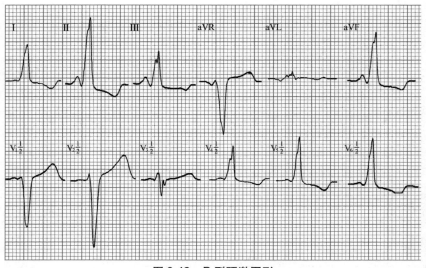

图 6-42　B 型预激图形

（3）QRS 波起始部分粗钝，称为预激波或 δ 波（delta 波）。

（4）继发性 ST-T 改变。

3. 根据心电图表现的分型

（1）A 型预激　预激波和 QRS 主波在各胸导联均向上。

（2）B 型预激　预激波和 QRS 主波在 V_1、V_2 或 V_3 导联向下，在 $V_4 \sim V_6$ 导联向上。

（3）C 型预激　预激波与 QRS 主波在 $V_1 \sim V_3$ 导联向上，$V_4 \sim V_6$ 导联向下，此型极少见。

4. 旁道定位

在房室环水平面上，将 Kent 束旁道区分为 8 个不同部位。

（1）V_1 导联 QRS 主波定左右：根据 V_1 导联 QRS 主波方向区分旁道在左侧或右侧（图 6-43）。QRS 主波向上，为左侧旁道，主波向下时为右侧旁道。

（2）Ⅱ、Ⅲ、aVF 导联 δ 波（或 QRS 主波）定上下：根据 Ⅱ、Ⅲ、aVF 导联 δ 波或 QRS 主波方向进一步确定旁道位于房室环的上部（心脏前面为上）还是下部（心脏后面为下）。右心的房室旁路，从右后侧壁、右侧壁至右前侧壁，其 Ⅱ、Ⅲ、aVF 导联 δ 波（或 QRS 主波）是从负向逐渐变为正向，Ⅰ、aVL 导联总是正向 δ 波

（或 QRS 主波）；左侧的房室旁道，从左后侧壁、左侧壁至左前侧壁其 Ⅱ、Ⅲ、aVF 导联的 δ 波（或 QRS 主波）也是从负逐渐变为正向，而 Ⅰ、aVL 导联则从正向变为负向。

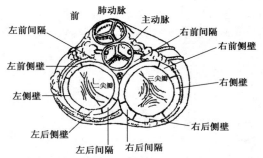

图 6-43　房室环水平面房室旁道示意图

（3）区分旁道位于间隔部还是游离壁需进一步依靠其他导联心电图进行定位，左前区看 Ⅰ 导联，左后看 V₆ 导联，右前看 aVF 导联，右后看 V₂ 导联，在这个导联中，如果 QRS 主波向上，旁道位于间隔，若 QRS 主波向下则旁道位于该区的游离壁。

212

（二）James 束预激

又称 Lown-Ganong-Levine 综合征（L-G-L 综合征）或短 P-R、正常 QRS 综合征。

1. 解剖学基础

James 束是后结间束绕过房室结的上、中部而止于结下部或直达希氏束，造成房室之间的传导短路（图 6-44）或短小房室结。

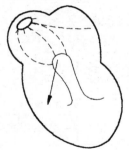

图 6-44　James 束解剖学基础

2. 心电图特点

见图 6-45。

（1）P-R 间期≤0.12s。

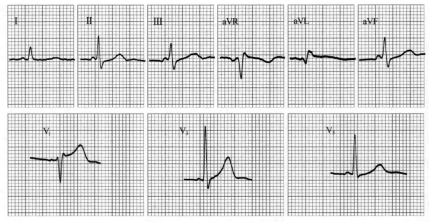

图 6-45　L-G-L 综合征

（2）QRS 波群时间正常。

（3）QRS 波起始部没有 δ 波。

（三）Mahaim 束预激

1. 解剖学基础

Mahaim 纤维起自房室结而终止于心室肌者称为结室纤维型。起自希氏束或其分支而终止于心室肌者，称为束室纤维型。此类旁路目前仅发现在右侧，只有前传功能，没有逆传功能（图6-46）。

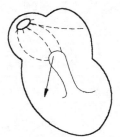

图 6-46 Mahaim 纤维解剖学基础

2. 心电图特征

见图 6-47。

(1) P-R 间期≥0.12s。

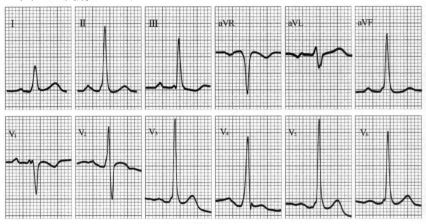

图 6-47 Mahaim 束预激综合征

216

（2）QRS 波起始部有 δ 波。

（3）QRS 时间≥0.12s。

（4）体表心电图不能做出明确为 Mahaim 束预激综合征诊断，必须结合心脏电生理检查才能确定诊断。

（四）处理

预激综合征本身不需要治疗，但合并快速室上性心律失常时常常需要紧急处理。对 Kent 束型预激综合征合并室上性心动过速者，可行射频消融治疗，效果满意。

第三节 缓慢型心律失常

一、缓慢型窦性心律失常

（一）窦性心动过缓

窦房结自律性降低引起的心动过缓称为窦性心动过缓。

1. 心电图表现

见图 6-48。

（1）窦性 P 波。

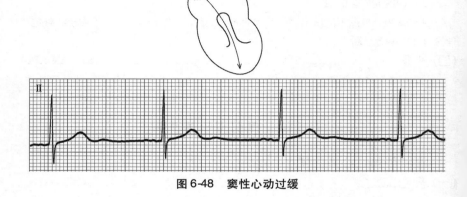

图 6-48　窦性心动过缓

（2）频率 < 60 次/min。

（3）P-R 间期 0.12 ~ 0.20s。

（4）常伴窦性心律不齐。

2. 引起窦性心动过缓的原因

(1) 运动员。

(2) 睡眠时迷走张力增高。

(3) 窦房结病变。

(4) 甲状腺功能减退或黏液水肿。

(5) 低温。

(6) 低氧血症。

(7) 急性下壁心肌梗死等。

(8) 使用 β-受体阻滞剂、洋地黄、钙拮抗剂等药物。

3. 处理

临床医生应嘱病人选择性做阿托品试验、24h 动态心电图、平板运动试验、直立倾斜试验、食管或心内心生理检查，以区别病理性和生理性窦性心动过缓。有症状者应予治疗，包括阿托品、氨茶碱、山莨菪碱片、异丙肾上腺素等药物治疗，必要时植入临时或永久性起搏器。

（二）窦性心律不齐

窦性 P-P 周期差别 ≥0.12s 者，称为窦性心律不齐。

1. 心电图表现

见图6-49。

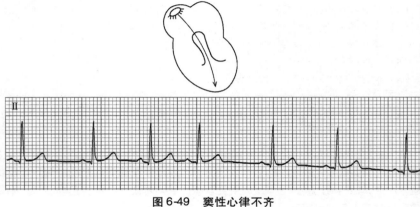

图6-49 窦性心律不齐

（1）窦性P波。

（2）P-R间期>0.12s。

（3）同一导联内，P-P 周期差别≥0.12s。

2. 临床意义

（1）生理性呼吸性窦性心律不齐，心率快慢随呼吸呈周期性改变，可合并窦性心动过缓。为生理现象，是健康的标志之一，但在心脏病人中也经常出现。

（2）病理性呼吸性窦性心律不齐，见于潮式呼吸者，预后差。

（3）神经性窦性心律不齐，与迷走神经刺激有关。

（4）窦房结内游走性心律不齐，窦房结内游走性心律时常有。

（三）窦性停搏

窦房结在解除超速抑制的作用下，在一定时间内仍不能形成并发放冲动，引起窦性 P 波消失，称为窦性停搏。

1. 心电图表现

见图 6-50。

（1）短暂性窦性停搏

1）窦性 P 波。

2）在一段较长间歇中窦性 P 波缺如，出现一个长窦性 P-P 间歇，其与短窦性 P-P 间歇之间无整倍数关系；P-P 间歇无逐渐缩短现象。

3）在长间歇后常出现交界区性逸搏或室性逸搏。

221

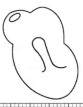

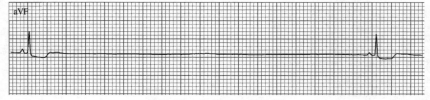

图 6-50　短暂性窦性停搏

4）符合以上心电图表现，长 P-P 间歇 > 1 600ms 可怀疑窦房结功能不良，≥2 000ms 则可明确诊断。

（2）永久性窦性停搏　心电图上窦性 P 波永久消失，心脏节律可为房性逸搏心律、交界性逸搏心律、室性逸搏心律或起搏心律等。

2. 病因

由于窦房结功能一过性障碍或永久障碍，导致心动过缓和（或）停搏引起的。原因有：

(1) 迷走张力增高。

(2) 低氧血症。

(3) 高钾血症。

(4) 大剂量使用 β-受体阻滞剂或洋地黄。

(5) 急性下壁心肌梗死。

(6) 急性心肌炎。

(7) 传导束退行性病变。

(8) 奎尼丁中毒。

(9) 窦房结病变等。

3. 症状及处理

窦性停搏时，若交界区异位起搏点能及时工作，临床可无症状。但若等到心室异位起搏点缓慢起搏，或无异位起搏点替代时，病人可出现头晕、黑朦、晕厥等症状。有症状者，应立即给予药物、临时或永久起搏治疗。

（四）窦房阻滞

窦房结发出的激动受阻于窦房交界区，部分或完全不能传到心房使其除极产生窦性 P 波，称为窦房阻滞。

1. 心电图表现

（1）一度窦房阻滞　一度窦房阻滞时，窦房结发出的激动均能下传到心房，只是激动通过窦-房之间的传导时间延缓。由于窦房结的电位很微弱，体表心电图不能够测出其电位变化，窦-房之间的传导时间也测不出，因此这和正常窦房传导无法区别。

（2）二度窦房阻滞　可分为以下两型，见图 6-51 至图 6-53。

1）Ⅰ型（文氏型）：一系列连续出现的窦性 P 波中，P-P 间期依次逐渐缩短，直至发生一次 P 波脱漏，而出现长的 P-P 间期。以后 P-P 间期又逐渐缩短，如此周而复始。其长 P-P 间期一般短于短 P-P 间期的 2 倍。

2）Ⅱ型：一系列连续出现的窦性 P 波中，P-P 间期相等。但出现 P 波脱漏而出现长的 P-P 间期，长 P-P 间期为短 P-P 间期的整倍数。

（3）三度窦房阻滞　所有的窦性激动都不能传入心房，体表心电图窦性 P 波，很难与窦性停搏相鉴别。

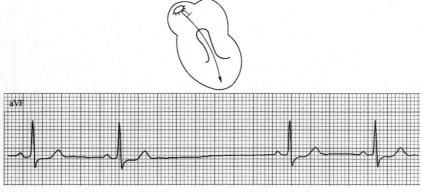

图 6-51　二度Ⅱ型窦房阻滞

2. 病因

（1）迷走神经张力增高。

（2）冠心病，特别是急性心肌梗死。

（3）慢性炎症或缺血所致的窦房结及其周围组织病变。

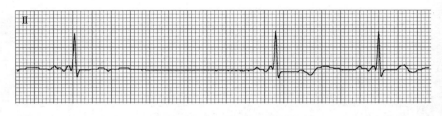

图 6-52　二度Ⅱ型窦房阻滞

（4）结周区的退行性硬化、纤维化、脂肪化或淀粉样变。

（5）洋地黄、奎尼丁、维拉帕米等药物中毒。

（6）电解质紊乱。

（7）少数原因不明，个别有家族史。

3. 处理

治疗主要针对病因。轻者无须治疗，心动过缓伴有明显症状者可用阿托品、麻黄素、山莨菪碱或异丙肾上腺素等治疗。对反复发生心源性晕厥且药物治疗无效者，应安装人工心脏起搏器。

226

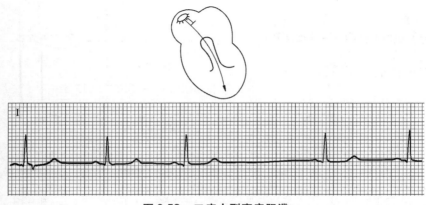

图 6-53 二度 I 型窦房阻滞

二、逸搏和逸搏心律

逸搏是高位起搏点激动延迟或停止发放，则二级或三级起搏点代之发出冲动所引起的心搏。连续发生 3 次或 3 次以上的逸搏称为逸搏心律。逸搏多发生在严重窦性心动过缓、窦性静止、窦房阻滞、房室阻滞或早搏及快速心律失常突然中止后的窦性静止。

（一）房性逸搏和房性逸搏心律

1. 心电图表现

见图 6-54，图 6-24。

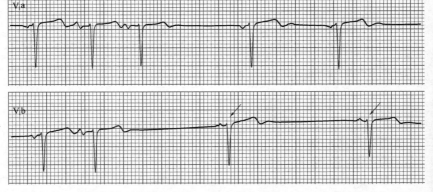

图 6-54　房性逸搏，交界性逸搏；窦-交游走节律（上下两条为连续记录）

（1）房性逸搏

1）在较长心搏间歇后出现和窦性 P 波形态不同的房性 P′波。

2）逸搏周期 1.0～1.20s，频率 50～60 次/min。

3）P′-R 间期 >0.12s。

4）QRS 波群和窦性下传者相同。

（2）房性逸搏心律

1）为连续 3 次或 3 次以上的房性逸搏，节律规则。

2）心房率多为 50～60 次/min，但较同导联窦性频率为慢。

3）P′波可为多源性。

2．病因

（1）当窦房结发放激动的频率过缓、停搏或窦房阻滞时，为避免心脏停搏，心房内起搏点便被动性地发放激动，形成房性逸搏或房性逸搏心律。

（2）房性逸搏心律起搏点周围无保护性传入性阻滞机制，窦性心律的频率或交界性心律的频率加快后，房性逸搏便受到抑制。

3．临床意义

房性逸搏的出现，表明心脏有潜在的逸搏起搏能力。它本身是一种生理性代偿机制，并无重要临床意义，主要取决于原发性心律失常。有不少病人靠相对稳定的房性逸搏心律生活。

（二）交界性逸搏和交界性逸搏心律

1. 心电图特征

（1）交界性逸搏　见图 6-55，图 6-56。

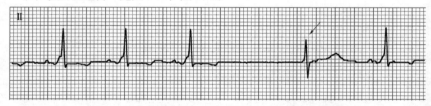

图 6-55　间歇 Mahaim 束预激综合征，交界性逸搏

1）在较长的心室间歇后出现 QRS 波群，其形态与窦性下传的 QRS 波群大致相同或仅有很小的区别。

2）其频率 40 ~ 60 次/min。

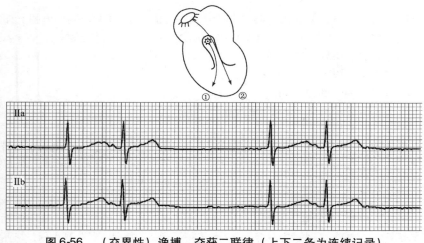

图 6-56　（交界性）逸搏、夺获二联律（上下二条为连续记录）

3）逆行 P 波可位于 QRS 之前、中、后，如果 P 波在 QRS 波群之前，P⁻-R 间期 <0.12s，在 QRS 波群之后，则 R-P⁻间期 <0.20s。

231

4）心房扑动、心房颤动时诊断交界性逸搏有一定难度，在同一份心电图上有3个以上相等的长R-R周期，时距在1.0～1.50s之间者，提示交界性逸搏。

（2）交界性逸搏心律　见图6-57。

1）连续3次或3次以上的交界性逸搏。

2）频率为40～60次/min。

3）QRS形态多正常，少数有室内差异传导。

2. 病因

常于窦性停搏、窦性心动过缓（或合并心律不齐）、窦房阻滞、Ⅱ度房室阻滞、早搏、心动过速、心房扑动或心房颤动所致的心室长间歇后，交界区起搏点被动发放冲动引起。通常窦性心率加快后，交界区起搏点会被抑制，逸搏消失。

3. 临床意义

可见于正常人。多见于器质性心脏病人，如冠心病、心肌梗死、心脏手术后、病态窦房结综合征、洋地黄中毒等。交界性逸搏及逸搏心律是一种生理性保护机制，有不少病人靠交界性逸搏心律生活着。

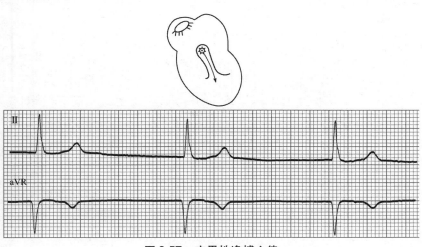

图 6-57　交界性逸搏心律

233

（三）室性逸搏及室性逸搏心律

1. 心电图表现

（1）室性逸搏　见图 6-58，图 6-59。

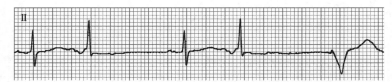

图 6-58　室性逸搏，房早伴预激综合征二联律

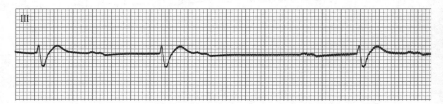

图 6-59　室性逸搏心律伴传出阻滞，窦性心动过缓

1）在较长的心室间歇后延迟出现的 QRS 波群，形态宽大畸形，时限≥0.12s，其前无相关的心房波，有时可见被干扰的窦性 P 波，甚至形成室性融合波。

2）逸搏频率在 20~40 次/min 之间。

（2）室性逸搏心律　见图 6-60。

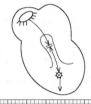

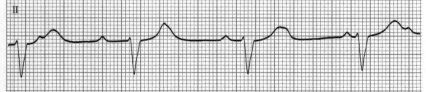

图 6-60　室性逸搏心律，三度房室阻滞

为连续 3 次或 3 次以上的缓慢而规则的室性逸搏，心室率在 20 ~ 40 次/min。

2. 病因

与交界性逸搏基本相同。但室性逸搏的发生，证明交界区起搏点受抑制，或其自律性强度降低。

3. 临床意义

频发的室性逸搏发生于心脏停搏的基础上，应及时植入人工心脏起搏器。

三、房室阻滞

房室阻滞是指冲动从心房传到心室的过程中，冲动传导的延迟或中断。其阻滞部位可在房室结内、希氏束内或束支系统内，主要视病因而定。根据房室阻滞的程度可分为一度、二度、三度。房室阻滞发生机制示意图见图6-61。

（一）一度房室阻滞

所有的心房激动均能下传到心室，但房室传导时间延长。阻滞部位可以在心房、房室结、希氏束或双侧束支水平，但多在房室结。

1. 发生机制

由于房室交界区相对不应期的病理性延长所致。

2. 病因

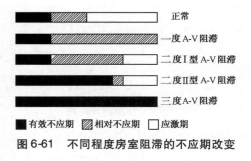

图 6-61 不同程度房室阻滞的不应期改变

正常
一度 A-V 阻滞
二度 I 型 A-V 阻滞
二度 II 型 A-V 阻滞
三度 A-V 阻滞

■ 有效不应期 ▨ 相对不应期 □ 应激期

（1）在无明显心脏病的老年人中极为常见。

（2）迷走神经张力增高。

（3）急性下后壁心肌梗死、急性心肌炎。

（4）地高辛中毒等。

3．心电图表现

见图 6-62。

（1）每个窦性 P 波后均有与之相关的 QRS-T 波群。

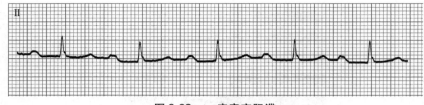

图 6-62　一度房室阻滞

（2）P-R 间期≥0.21s 或超过该年龄心率之 P-R 间期。

（二）二度房室阻滞

一系列室上性激动部分呈现房室传导延缓，部分发生阻滞性传导中断而呈现心室漏搏者，统称二度房室阻滞。

1．二度 I 型房室阻滞

二度 I 型房室阻滞，又称文氏型或莫氏 I 型，是二度房室阻滞的常见类型。其阻滞部位大多在房室结。

（1）发生机制　由于房室传导的不应期病理性延长，但以相对不应期延长为主，室上性激动开始落入心动周期的反应期，以后逐渐落入相对不应期的晚、中、早期，表现为传导时间逐渐延长，终因落入有效不应期而出现传导中断，结束一个文氏周期。此现象周而复始，文氏周期重复出现。

（2）病因

1）Ⅰ型阻滞的阻滞区70%位于房室结，多为功能性，其阻滞常为暂时性，且往往是可逆的。

2）部分因急性下壁心肌梗死、心肌炎、风湿热、药物（洋地黄、普萘洛尔、地尔硫卓）中毒或电解质紊乱所致。

3）部分为迷走神经张力增高引起，多发生于卧位、睡眠时。

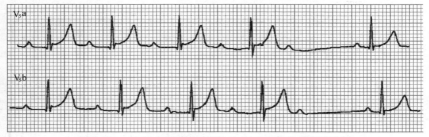

图6-63　二度Ⅰ型房室阻滞（上下两条为连续记录）

（3）心电图表现　见图6-63，图6-64。

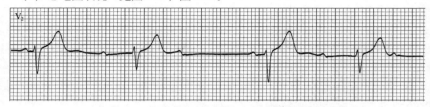

图6-64　房室结双径传导形成非典型文氏现象

1）典型文氏现象：一系列规则出现的窦性P波，其P-R间期依次逐渐延长，直到1个P波被阻滞，发生1次QRS波脱落。脱落后的第一个P-R间期又恢复至初始的时限，然后再次逐渐延长，如此周而复始，又称为文氏现象。P-R间期延长的增量逐次递减，使R-R间期进行性缩短。

2）不典型文氏现象：迷走神经张力增高可引起P-R间期时长时短；隐匿性房室传导或隐匿性房室交界区折返使P-R间期发生矛盾性延长或突然不能下传；超常期传导可使R-R间期短于P-P间期。

2. 二度Ⅱ型房室阻滞

240

二度Ⅱ型房室阻滞，又称莫氏Ⅱ型房室阻滞。是二度房室阻滞中较少见类型。阻滞部位常在房室结以下。

（1）发生机制　房室传导系统的有效不应期病理性延长，而相对不应期多不延长。延长的有效不应期，引起下一个窦性激动的传导中断而产生间歇性漏搏。漏搏后房室传导组织经过较长时间的休息，而恢复传导能力。

（2）病因

1）常为广泛的不可逆病变所致，易发展为高度或Ⅲ度房室阻滞。

2）常见于广泛心肌病变、传导系统损伤或退行性改变、洋地黄中毒、急性前间壁心肌梗死。

（3）心电图表现　见图6-65。

1）一系列规则出现的窦性P波，其P-R间期相等（可较正常略延长），但见有P波不能下传，发生QRS波脱落。

2）发生QRS波脱落时的长R-R间期等于短R-R间期的整倍数。

房颤伴二度房室阻滞（图6-66）的问题存在着不同的看法和争论，不少文献提出下列诊断标准：①f波数目与下传的QRS波的比例低于10∶1，且出现3次以上；②平均心室率<50bpm；③>1.5s的RR间期出现3次以上；④有交界性或室性逸搏

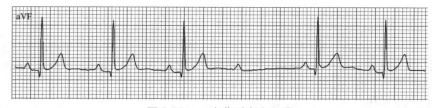

图 6-65 二度 Ⅱ 型房室阻滞

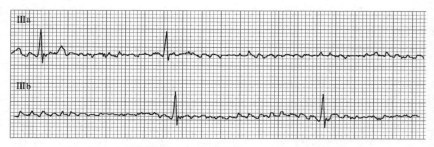

图 6-66 心房颤动伴二度房室阻滞（上下两条为连续记录）

3 次以上者。符合上述一条标准则可诊断，符合条件愈多，诊断的可靠性愈大。

3. 2：1 或 3：1 阻滞（固定型）

见图 6-67，图 6-68。

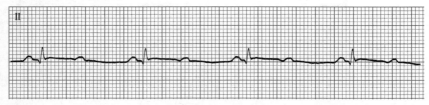

图 6-67　2：1 阻滞

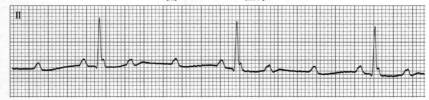

图 6-68　3：1 阻滞

这种阻滞可能是Ⅰ型或Ⅱ型阻滞的变异型，根据它们本身，不能做出分型诊断。2：1阻滞可能发生在房室结，也可能在希氏-浦肯野系统。3：2阻滞转为2：1并不一定表示阻滞程度加重，而自2：1变为3：1阻滞，一般是房室传导障碍进一步加重的表现。

　　4．高度房室阻滞

　　见图6-69。

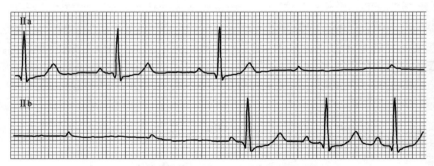

图6-69　高度房室阻滞（上下两条为连续记录）

3：1或更高程度的二度房室阻滞（如4：1，5：1，6：1等），也可称为高度房室阻滞。绝大部分P波被阻而仅个别或极少数P波能下传心室的二度房室阻滞，称为几乎完全性房室阻滞。高度房室阻滞可以是莫氏Ⅰ型或Ⅱ型阻滞。由于在高度房室阻滞时心室率慢，常出现交界性或室性逸搏（主要取决于阻滞区的位置），连续出现的逸搏形成逸搏性心律。切不能与干扰性房室分离（生理性保护机制）混淆。高度房室阻滞时常伴有不完全性房室分离，但仔细观察P与R的关系，则迥然不同于干扰性房室分离。

心房大多由窦房结控制（P-P间距通常是规则的），也可由异位心房律（心房颤动、心房扑动或房性心动过速）控制。在高度房室阻滞时，R-R间距几乎总是不规则的。

（三）三度房室阻滞

又称完全性房室阻滞，指全部的室上性激动均不能下传心室。其特征是心房和心室各自独立活动，房室之间发生完全分离。

1. 发生机制

房室交界区有效不应期延长并占据了整个心动周期。

2. 病因

（1）广泛心肌病变。

（2）传导系统损伤或退行性改变。

（3）洋地黄中毒。

（4）急性下壁心肌梗死。

（5）严重的心脏病。

（6）急性心肌炎等。

3. 心电图表现

见图6-70。

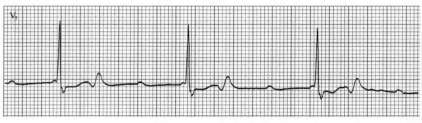

图6-70 三度房室阻滞

（1）P-P间期和R-R间期有各自的规律性，P波与QRS波群无关（无传导关系）。

（2）若基本心律为心房扑动或心房颤动，则F或f波频率与QRS波群无关（图6-71）。

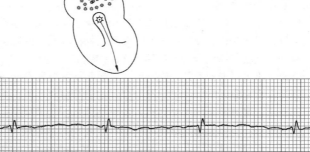

图6-71　心房颤动伴三度房室阻滞

（3）P、F或f波频率常较QRS波群频率为快。

（4）QRS波呈逸搏心律，若房室阻滞水平较高，异位起搏点位于房室束分叉以上，则QRS波群形态呈室上性，频率40～60次/min；若房室阻滞水平较低，异位起搏点位于房室束分叉以下，则QRS波群宽大畸形，频率常<40次/min。

（四）房室阻滞的处理

病因治疗（如用抗生素治疗急性感染；肾上腺皮质激素控制炎症；阿托品消除迷走神经张力增高；停用导致房室阻滞的药物；乳酸钠静脉滴注治疗高血钾；氯化钾补充纠正低血钾等）。避免使用抑制房室传导的药物。一度及二度房室阻滞若无症状，心室率不太慢者，不必对症处理。二度Ⅱ型阻滞如发生过心源性晕厥且药物治疗无效时，宜安装人工心脏起搏器治疗。完全性房室阻滞心室率在40次/min以上，且节律点稳定又无明显症状者可据病因治疗；如心室率过缓，QRS波宽大畸形（完全性结下阻滞）且发生过心源性晕厥者，宜安装人工心脏起搏器治疗。在起搏治疗之前，可试用阿托品或异丙肾上腺素治疗，并积极准备安装起搏器。

四、室内阻滞

(一) 完全性右束支阻滞

心脏在正常情况下,激动沿左、右束支同时激动左、右心室。当右束支阻滞发生时,激动沿左束支传到左心室,使左心室首先除极,然后激动通过心肌纤维传到右心室,使右心室发生除极。

完全性右束支阻滞的横面 QRS 向量环多呈逆时针方向运行,末端向右、向前形成附加向量环,QRS 向量环不能闭合,ST 向量和 T 向量向左、向后,与附加向量环方向相反。因此,在 V_1 导联形成 rsR'波,ST 段下移,T 波倒置;在 V_5 导联形成 qRs 或 Rs 型,S 波宽钝,ST 段抬高,T 波直立。额面附加向量环位于右上方,QRS 向量环呈顺时针方向运行。在 I 、aVL 导联形成 Rs 波,S 波宽钝,T 波直立;在 II 、III 、aVF 导联形成 qRs 型,T 波直立。aVR 导联呈 QR 型,R 波增宽,T 波倒置 (图 6-72)。

1. 心电图表现

见图 6-73。

(1) QRS 时间≥0.12s,多在 0.12~0.14s (不完全性右束支阻滞时 QRS 时间 <0.12s,见图 6-74), >0.16s 者,提示有严重心肌病变。

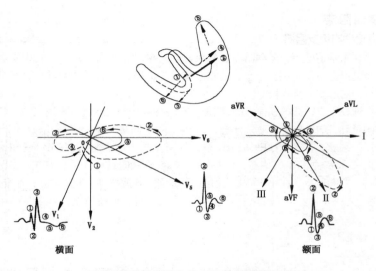

图 6-72　完全性右束支阻滞心电图图解

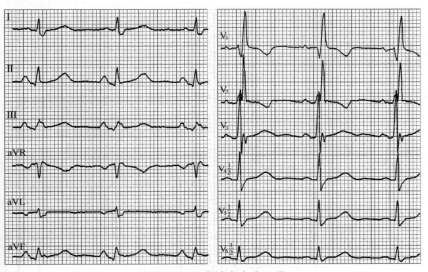

图 6-73 完全性右束支阻滞

251

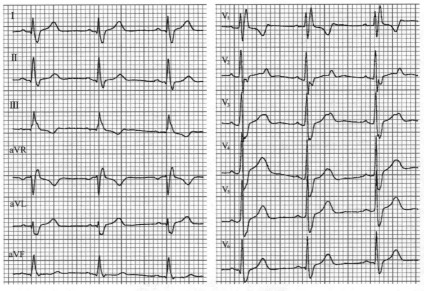

图 6-74　不完全性右束支阻滞

（2）QRS 终末部分宽钝，V_1 导联呈 rsR′或 R 型，Ⅰ、aVL、V_5、V_6 导联 S 波宽钝。

（3）QRS 电轴有右偏倾向，但多数正常。

（4）继发性 ST-T 改变，V_1、V_2 导联 ST 段轻度下移伴 T 波倒置或负正双向，而Ⅰ、V_5、V_6 导联 T 波常直立。

2. 病因

有以下几种解释：

（1）右束支传导速度显著减慢，右束支相对不应期传导速度显著减慢，左、右束支传导时差 > 0.25 ~ 0.40s 以上时，即表现出不完全性与完全性右束支阻滞。

（2）右束支有效不应期异常延长，每次室上性激动均落在了右束支的有效不应期而受阻。

（3）右束支连续性中断，心脏手术时切断了右束支，造成永久性右束支异常阻滞。

具体有：

（1）冠心病。

（2）高血压性心脏病。

（3）心脏肿瘤。

(4) 心肌病。

(5) 心肌炎。

(6) 一些正常人可出现完全性右束支阻滞，不一定是病理性的。

(7) 右侧心脏受累的疾患可引起完全性右束支阻滞，如房间隔缺损、慢性肺部疾患伴有肺动脉高压、肺动脉狭窄或肺栓塞。

(8) 传导系统慢性退行性改变。

3. 临床意义

右束支细而长，易于发生阻滞，不一定表示有弥漫性心肌损害。右束支阻滞可见于健康人，也见于器质性心脏病等患者。无明确心脏病证据的孤立性右束支阻滞常无重要意义。右束支阻滞本身无须特殊治疗，主要针对病因。

（二）左束支阻滞

左束支阻滞可由左束支主干或由左束支分支阻滞等所引起，区别这些情况有时是困难的。但认识这种阻滞对理解左束支阻滞的心电图变异有重要意义。

1. 心电图表现

见图 6-75。

（1）典型的完全性左束支阻滞

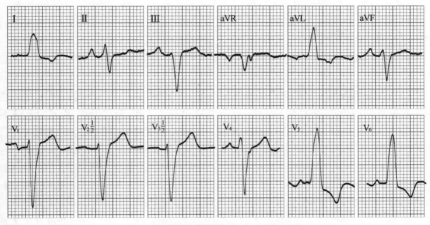

图 6-75　完全性左束支阻滞

255

1）QRS 时间≥0.12s（不完全性左束支阻滞时 <0.12s）。

2）V_1、V_2、V_3 导联呈 rS 或 QS 型，I、V_5、V_6 呈平顶、宽钝、切迹的 R 波。

3）继发性 ST 改变：ST 段于 V_1、V_2、V_3 导联抬高 0.10~0.30mV，I、aVL 导联下降 0.10~0.20mV。

4）继发性 T 波改变：T 波于 V_1、V_2 导联直立，I、V_5、V_6 导联负正双向或倒置。

（2）完全性左束支阻滞合并显著电轴左偏　完全性左束支阻滞时，额面 QRS 电轴多数正常或仅有轻度左偏，约有 35‰的完全性左束支阻滞合并显著电轴左偏 $-45° ~ -90°$。I、aVL、$V_4 ~ V_6$ 呈单向 R 波。II、III、aVF 呈 rS 型，$S_{III} > S_{II} > S_{aVF}$。

2. 病因

左束支绝对不应期病理性持续延长或左束支断裂时，室上性激动沿右束支下传，使室间隔右侧面及右室先除极，前者向量指向左，后者指向右前。由于右室壁较薄，综合 QRS 向量指向左前或左后。随后激动通过室间隔传向左室。在左室壁内迂回而缓慢传导，左室除极时间明显延长，最大 QRS 向量指向左后方（图6-76）。具体病因包括充血性心力衰竭、急性心肌梗死、急性感染、奎尼丁与普鲁卡因中毒、高血压性心脏病、风湿性心脏病、冠心病、梅毒性心脏病等。

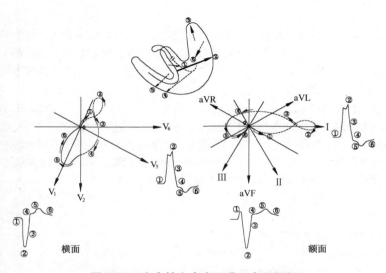

横面　　　　　　　　　　　　額面

图 6-76　完全性左束支阻滞心电图图解

3. 临床意义

左束支较粗，分支也早，故往往需有弥漫性心肌病变才能被累及，极少见于正常人。常见病因有冠心病、高血压性心脏病，也见于风湿性心脏病、心肌病、传导系统硬化症及梅毒性心脏病。左束支阻滞本身无须特殊治疗，主要针对病因。预后取决于原有心脏病的性质和程度。

（三）左前分支阻滞

在正常情况下，激动沿左前分支和左后分支同时发生传导，使左心室前壁和下壁同时除极。当左前分支发生阻滞时，激动只能通过左后分支传导，首先激动室间隔的后下部和左心室的后下壁，然后通过浦肯野纤维再激动前侧壁，心室除极向量从右下指向左上，致使额面 QRS 电轴显著左偏（图 6-77）。

1. 心电图诊断标准

见图 6-78。

（1）QRS 心电轴左偏 $-45° \sim -90°$。

（2）QRS 波群形态　aVL 导联呈 qR 型。

（3）aVL 导联 R 峰时限 ≥45ms。

（4）QRS 波群时限正常或稍延长。

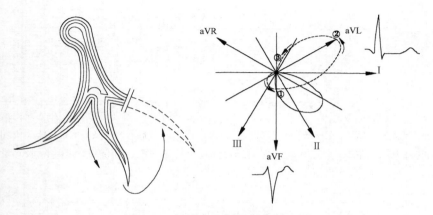

图 6-77　左前分支阻滞心电图图解

（5）诊断时应注意排除直背综合征、下壁心肌梗死、预激综合征等。

2. 病因

（1）冠心病（占 85%）。

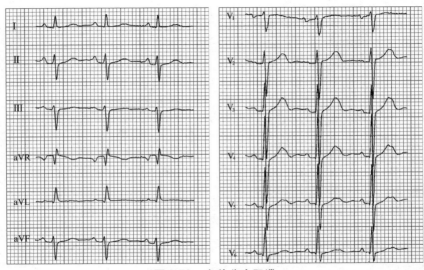

图 6-78 左前分支阻滞

（2）高血压病。

（3）先天性心脏病。

（4）心肌病。

（5）心脏手术损伤左前分支。

（6）部分无器质性心脏病证据。

3. 临床意义

左前分支细长，只接受左冠状动脉前降支供血，因此较易受损。不伴有器质性心脏病的孤立性左前分支阻滞预后良好。左前分支阻滞最常伴发的传导障碍为左束支阻滞，因两者在解剖上相邻。

（四）左后分支阻滞

当左后分支发生阻滞时，左心室的激动只能通过左前分支传导，先激动室间隔的前半部和左室前侧壁，然后通过浦肯野氏纤维激动后下壁，因而心室的整个除极向量由左上转向右下，使额面 QRS 平均心电轴显著右偏，I 导联呈 rS 型，Ⅲ 导联呈 qR 型（图 6-79）。

1. 心电图表现

见图 6-80。

（1）额面 QRS 电轴右偏（90°~180°，其中≥110°为可靠）。

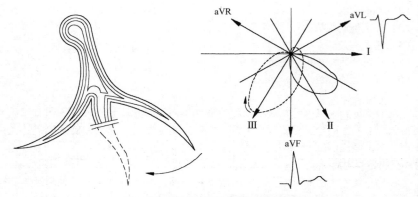

图 6-79　左后分支阻滞心电图图解

（2）QRS 波群形态 I 、aVL 导联呈 rS 型，$S_{aVL} > S_I$，Ⅲ、aVF 导联呈 qR 型，$q < 0.02s$，$R_Ⅲ > R_{aVF}$。

（3）QRS 波群时限轻度延长 $<0.1ls$，合并右束支阻滞例外。

2．病因

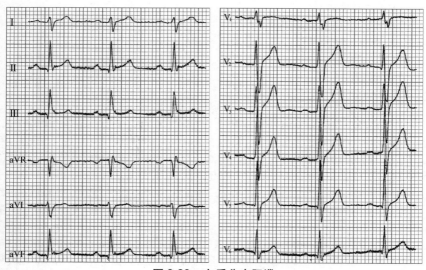

图 6-80　左后分支阻滞

263

（1）高血压病。

（2）冠心病（包括心肌梗死）。

（3）慢性阻塞性肺病。

（4）右心室肥厚。

（5）肺栓塞。

（6）垂位心。

3. 临床意义

左后分支粗而短，同时接受左冠状动脉前降支和右冠状动脉后降支双重供血，因此不易受损。如出现，则表示病变严重。孤立的左后分支阻滞少见；如同时有右束支阻滞，则很容易发展为完全性心脏阻滞。因此，临床医生对左后分支阻滞的诊断必须谨慎，应除外右室肥厚、垂位心及高侧壁心肌梗死等。

（五）双支阻滞

室内双支阻滞是指右束支与左束支的一分支或左束支的两个分支同时发生的传导障碍。

1. 右束支阻滞加左前分支阻滞

因右束支与左前分支在解剖上相邻，且两者均由左冠状动脉前降支供血，故两者常同时受累。在右束支阻滞加左前分支阻滞时，心室激动只能沿左后分支下传，先使室间隔左后半部除极，然后左心室后壁及下壁除极，然后经浦肯野纤维网吻合支使左心室侧壁、前壁延缓除极。当左心室除极将结束时右心室才开始除极，产生向右前的终末向量。

心电图特征　见图 6-81。

（1）肢体导联符合左前分支阻滞特点。

（2）胸导联呈右束支阻滞特点。

（3）QRS 时间≥0.12s。

2. 右束支阻滞加左后分支阻滞

右束支和左后分支相距较远，不易同时受损；而且左后分支是双重供血，故如两支同时阻滞，则提示广泛严重的病变。在右束支阻滞加左后分支阻滞时，心室激动只能沿左前分支向左前上传导，使左心室前侧壁除极，然后经浦肯野吻合支使左心室右后下及右心室除极。

心电图特征

（1）肢导联符合左后分支阻滞特点。

（2）胸导联为右束支阻滞特点。

（3）QRS 时间≥0.12s。

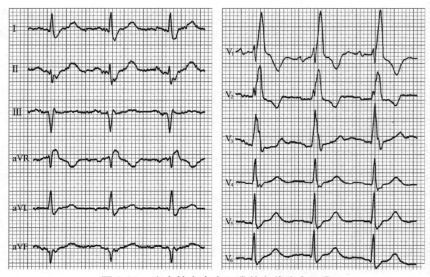

图 6-81　完全性右束支阻滞并左前分支阻滞

266

3. 完全性左束支阻滞伴左前分支阻滞

心电图表现　见图6-82。

（1）QRS 心电轴明显左偏，−45°～−90°。

（2）QRS 波群形态　胸导联呈完全性左束支阻滞图形，肢导联呈不典型左前分支阻滞图形。

（3）QRs 时限≥0.12s。

（4）继发性 ST-T 改变。

三支阻滞比双支阻滞预后更严重，是植入起搏器的强指征。

（六）非特异性室内传导异常

1. 心电图表现

见图6-83。

（1）窦性 P 波下传之 QRS 波群宽大畸形，QRS 时限 >0.11s。

（2）但 QRS 波形既不像左束支及其分支图形，也不呈右束支阻滞图形。

（3）亦有人称其为弥漫性室内阻滞或伪装性束支阻滞、心室肌阻滞。

2. 临床意义

非特异性室内传导异常比束支阻滞少见。临床上见于冠心病、心肌梗死、扩张型心肌病、克山病、风湿性心脏病、肾病综合征、高钾血症等，阻滞部位在束支的

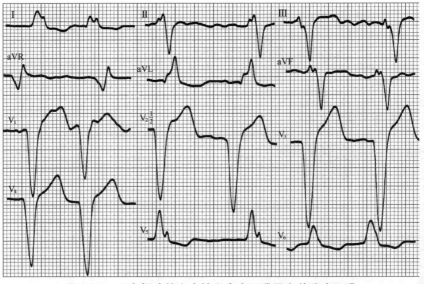

图 6-82 心房颤动并完全性左束支阻滞及左前分支阻滞

268

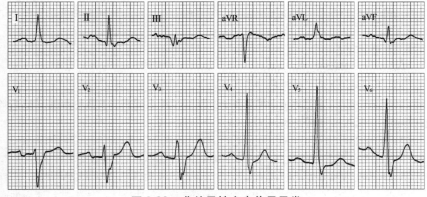

图 6-83　非特异性室内传导异常

远端浦肯野纤维系统或心室肌细胞与浦肯野纤维的交界处。

五、病态窦房结综合征

1. 定义

病态窦房结综合征是指窦房结及其周围组织病变，导致窦房结起搏及（或）传导功能障碍引起的一系列临床表现。多见于老年人。病程一般数月至数年，最长可达 40 余年。

2. 心电图特征

见图 6-84，图 6-85，图 6-86。

（1）显著而持久的窦性心动过缓，常伴有明显的窦性心律不齐。

（2）窦性停搏　窦性停搏引起的长 P-P 周期多在 2 ~ 15s，其所致的长间歇后常出现房性、交界性或室性逸搏。

（3）窦房阻滞。

（4）过缓的逸搏心律　在窦性停搏的基础上出现过缓的房性或交界性逸搏心律。

（5）较常出现慢快综合征或快慢综合征　慢心率和快心率经常交替出现，房性快速心律失常与窦性心动过缓先后出现，相互转变。房性快速心律失常包括房性心动过速、心房扑动或心房颤动。快速心律失常终止以后常出现一较长的间歇，然后恢复窦性心动过缓。

3. 病因、病变及范围

（1）常见病因是窦房结及其周围组织特发性退行性病变；第二位病因是冠心病，包括急、慢性冠状动脉缺血，尤其右冠状动脉病变。其他病因有急、慢性心肌炎，

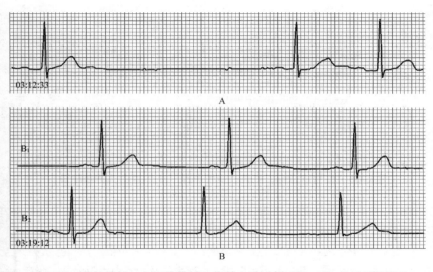

图 6-84　窦性停搏，交界性逸搏，窦性心动过缓（B₁、B₂为连续记录）

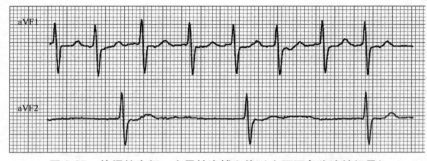

图 6-85　快慢综合征，交界性逸搏心律（上下两条为连续记录）

心肌病，心脏手术后或创伤所致等。迷走神经张力增高，部分抗心律失常药抑制窦房结功能也可引起。

（2）病变包括缺血、炎症、退行性病变、纤维化、窦房结动脉病变。范围包括窦房结，并可波及心房、房室交界区及以下。窦房结及房室交界区都有病变者，称为双结病变。病变波及束支及其分支者，称为"全传导系统缺陷"。

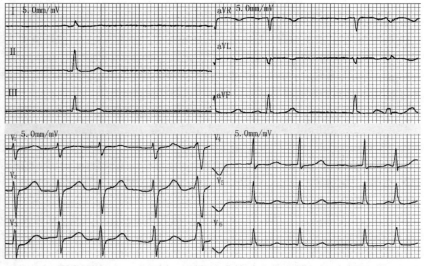

图 6-86　窦性停搏、心房颤动、交界性逸搏，室性早搏（同步三导联，上、下两条为连续记录）

4. 临床表现

本病起病隐匿，进展缓慢。临床表现可多种多样，但以脑、心、肾等重要脏器供血不足的症状为主，如乏力、头晕、失眠、记忆力减退、反应迟钝、胸痛、心悸、胸闷、食欲减退及胃肠道不适等。症状可持久或间歇发作。高度窦房阻滞或窦性静止者，可发作短暂头晕或心源性晕厥。部分病人可发生猝死。

5. 实验依据

（1）心电图　包括 12 导联心电图、24 小时动态心电图等。在症状发作时记录到窦房结功能异常是最具特异性的诊断依据。

（2）运动心电图　运动试验心电图可以了解窦性心动过缓是否因迷走神经张力过高所致。病态窦房结综合征患者运动试验可出现窦性停搏、窦房阻滞或窦性心率不能随运动量增加而加快。

（3）窦房结功能测定　目前常用经食管心房调搏方法测定。窦房结恢复时间（SNRT）≥2 000ms，校正窦房结恢复时间（SNRTc）>450ms，窦房传导时间（SACT）>120ms 者为阳性。

（4）其他诊断依据

1）心脏电复律后长时间不能恢复稳定的窦性心律者；

2）房性早搏后出现较长时间的窦性停搏，提示窦房结恢复时间延长；

3）心房扑动、心房颤动时，未用洋地黄、β-受体阻滞剂等而心室率缓慢者（常反映窦房结和房室结为双结病变）。

6. 临床诊断

根据临床表现、典型心电图特征及（或）实验室依据，可以做出病态窦房结综合征的诊断，但必须排除药物或迷走神经张力增高的因素。

7. 内科治疗

（1）病因治疗　急性病态窦房结综合征多有病因可寻，如急性心肌梗死累及窦房结动脉供血引起的窦性心律失常，窦房结动脉恢复供血以后病态窦房结综合征可以消失。某些药物过量引起的病态窦房结综合征，停药或合理用药以后窦房结功能也可恢复正常。

（2）避免使用一切减慢心率的药物　如普萘洛尔、维拉帕米、奎尼丁、胺碘酮、利血平、洋地黄等。

（3）心率缓慢伴明显症状时，可静脉应用阿托品或异丙肾上腺素作为紧急处理。但这些药长期应用难以忍受，且效果不明显。

（4）药物治疗无效，反复发生阿-斯综合征者应安置人工心脏起搏器治疗。

六、起搏心电图

(一)起搏器概论

1. 起搏心电图的概念

佩带人工心脏起搏器(图6-87)患者的心电图称为起搏心电图。起搏心电图由患者自主心律与起搏器心律共同组成。分析起搏心电图必须首先确定患者自身主导节律、存在的心电图异常及心律失常;其次,在分析自主心律的基础上,通过分析起搏心电图的起搏、感知功能判定起搏器的功能是否正常以及起搏电极有否移位。

2. 起搏脉冲

起搏器发放的刺激脉冲在通常纸速(25mm/s)心电图上表现为基线上的一条垂直线,呈现一个钉样记号,称为起搏心电图的起搏脉冲。起搏脉冲的振幅取决于两个起搏电极之间的距离,距离越大,刺激脉冲的振幅越大;反之,振幅越小。一般永久性起搏器为单极起搏电极,两个电极之间的距离大,故起搏脉冲明显。临时起搏器则相反。

3. 起搏功能

起搏功能指起搏器按一定的周期、电压、脉宽发放刺激脉冲使心脏除极,是起搏器的基本功能。正常的起搏功能是指起搏器能按照感知的信号和自身的定时周期

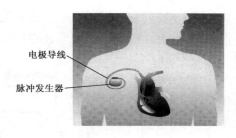

电极导线

脉冲发生器

图 6-87　起搏系统

进行起搏。通过心电图是否记录到起搏脉冲信号可以判断起搏器是否发放了起搏脉冲，根据起搏脉冲后有无相应的宽大畸形 QRS 波群可判断起搏刺激是否激动或夺获了心室。从心电图上判定有无起搏功能是分析起搏心电图的第一步。

4. 感知功能

感知功能是起搏器的另一个最基本、最重要的功能，起搏心电图的另一个作用就是评价起搏器感知功能是否正常。起搏器对自身起搏以外的信号进行识别和认知。在心电图上，起搏器的感知功能无法直接表现出来，必须通过起搏功能间接地反映。

当感知自身节律时，起搏器就会延迟发放起搏脉冲，称为起搏器节律重整（图6-88）。起搏心电图中，每次自身心电活动出现后都能引起起搏节律重整时，则可诊断起搏器感知功能正常（图6-89）。

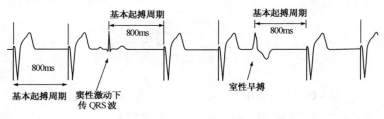

图6-88 起搏节律重整：感知正常的标志

5. 起搏间期与起搏逸搏间期

起搏心电图中，自身的心电活动（P波或QRS波）与其后的起搏信号（起搏脉冲）之间的间期称为起搏逸搏间期。两次连续的起搏信号间的间期称为起搏间期，起搏间期与设定的起搏基本频率一致。多数情况下起搏逸搏间期与起搏间期相等，

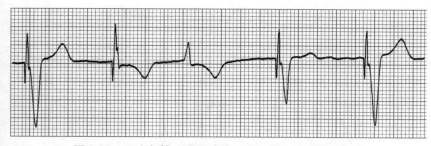

图 6-89　心室起搏、感知功能正常，真、假室性融合波

对有频率滞后功能的起搏器启用了滞后功能时，起搏逸搏间期比起搏间期长。频率滞后功能是起搏器的一种功能，是为了保护和鼓励更多的自主心律，并兼有节约电能的意义。

（二）起搏器代码

见表 6-3。

表 6-3　美国心脏起搏和电生理学会（NBG）起搏器代码（1987）

数字	1	2	3	4	5
类型	起搏的心腔	感知的心腔	感知后反应方式	程控/频率反应	抗心动过速
	O-无	O-无	O-无	O-无	O-无
代用	A-心房	A-心房	T-触发	P-单项	B-短阵快速
字母	V-心室	V-心室	I-抑制	M-多项	S-电击
	D-双腔	D-双腔	D-双重	C-遥测	D-双腔
				R-频率调节	

备注：第 1，2，3 位字母分别代表起搏的心腔、感知心腔和感知后起搏器的反应方式，第 4 位为程控功能，第 5 位为抗心动过速功能。

（三）起搏器的定时周期

起搏器定时周期以 ms 表示，定时周期功能有两种：①定时周期开始以后，如无自身心搏出现，到时心室（心房）开始被起搏。②如有自身心搏（包括早搏）出

280

现，起搏周期被重整。

1. 心室按需型起搏（VVI）

VVI 起搏器的心室通道上有感知功能。如无自身 QRS 波群出现，起搏器释放刺激脉冲起搏心室。自身心搏出现时，心室起搏周期被重整；有频率滞后功能的 VVI 起搏器，感知自身 QRS 波群的逸搏周期大于一个起搏周期。

2. 心房按需型起搏（AAI）

AAI 起搏器的定时周期被心房波所抑制，或心房起搏周期能被 P 波所重整。有时心室电信号大得足以被心房起搏电极感知以后，心房定时周期被重整。

3. 房室顺序、心室抑制型起搏（DVI）

DVI 型起搏有两种运转：

（1）一种是在心房刺激（房室延迟期间）允许有心室感知功能，称为非约定式 DVI 方式。

（2）另一种是当心房被起搏后必须刺激起搏心室，称为约定式 DVI 方式。

4. 心房同步、心室抑制型起搏（VDD）

VDD 起搏器仅起搏心室（V），感知心房和心室。

以 VDD 方式举例说明定时周期（图 6-90）：

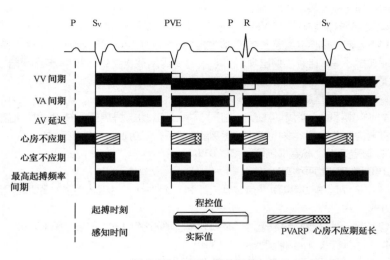

图 6-90 VDD 定时周期

（1）感知的心房搏动（P）后随已起搏的心室搏动（S$_v$）。

（2）感知的心房搏动开始 AV 延迟间期和总心房不应期（TARP）。在 AV 延迟间期内无心室搏动被感知，起搏器释放一个脉冲起搏心室，并使 PVARP、心室不应期、最高起搏频率间期和 V-A 间期重新开始。

（3）感知室性早搏　如果一个心室搏动在程控的起搏间期内发生，其前无感知的心房搏动，脉冲发生器便认为这个心室搏动是室性早搏，并不输出脉冲。感知了室性早搏后，开始了 PVARP 以及程控的心房不应期延长，心室不应期、最高起搏频率间期和 V-A 间期。

（4）感知的心房搏动（P）继随之以感知的心室搏动（R）。如果一个自身心房搏动（P）继随之以下的自身心室搏动（R），则脉冲发生器被抑制。

5．全自动起搏（DDD）

DDD 方式起搏，感知与起搏心房和心室。定时周期包括：

（1）AV 延迟周期（AVI）。

（2）V-A 间期（AVI）。

（3）下限频率间期（LRI）。

（4）上限频率间期（URI）。

（四）常见的起搏器心电图

1. 心房起搏心电图

心房起搏在心电图上表现为刺激脉冲和其后的心房除极波（P 波，称为起搏的 P 波，图 6-91）。导线电极在心房的位置直接影响起搏 P 波形态及其与窦性 P 波的差异。右房上部起搏，起搏 P 波形态与窦性 P 波相似。电极脱位，起搏的 P 波形态随之发生改变。如位于右房下部或左房（冠状静脉窦），起搏的 P 波形态就明显不同于窦性 P 波。心房起搏的 P 波周期和起搏频率与起搏器设置的起搏周期和起搏频率一致。

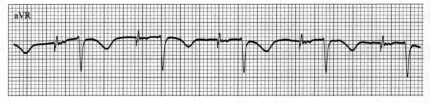

图 6-91　心房起搏心电图

2. 心室起搏心电图

起搏脉冲信号后面紧随一个宽大畸形的 QRS 波（起搏的 QRS 波）和一个方向相反的 T 波。QRS 波时限 > 0.12s。不同的心室起搏部位，所产生的 QRS 波形态也差异较大，并具有各自的心电图特征。通过观察起搏的 QRS 波形态，可以对心室起搏的部位做出较准确的判断，也有助于确定起搏电极位置，发现起搏电极有无移位。

（1）右室起搏心电图

1）右室心尖部起搏心电图特征见图 6-92，类似左束支阻滞 + 电轴左偏

①电轴显著左偏；②胸导联 QRS 波形有 2 种类型：$V_1 \sim V_4$ 导联 QRS 波主波向下，V_5、V_6 则主波向上；$V_1 \sim V_6$ 导联均为 QRS 波主波向下，此种多见。

2）右室心尖部起搏，出现类似左束支阻滞图形，有以下可能

①发生了右室前壁穿孔，电极导管的顶端在心包腔内；②室间隔穿孔，电极进入左室腔内；③电极导管顶端不在右室心尖部，在安放过程中无意地误置入冠状静脉窦；④起搏导管电极经卵圆孔或房间隔缺损进入左心室起搏。

3）起搏心电图呈左束支阻滞 + 电轴不偏或右偏，提示电极导线的顶端移位到右室流入道或右室流出道。

（2）左室起搏心电图　起搏的 QRS 类似 RBBB 型。很少采用。

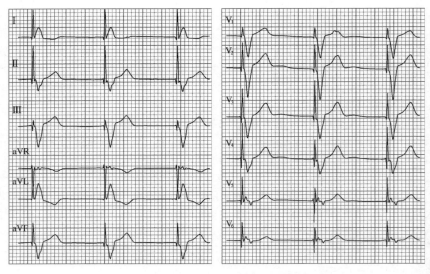

图 6-92　右心室心尖部起搏心电图

3. 跟踪窦性 P 波后心室起搏心电图

起搏器感到窦性 P 波以后（经过 AV 传导延迟时间），起搏器发放刺激心室引起起搏的 QRS 波群（图 6-93）。

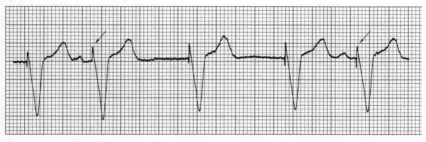

图 6-93　跟踪窦性 P 波心室起搏（VAT 工作方式）及心室起搏（VVI 工作方式）

4. 双腔起搏心电图

房室顺序起搏心电图。起搏器先后向心房与心室发放刺激，引起心房起搏的 P 波和心室起搏的 QRS 波群（图 6-94）。DDD/DDDR 起搏器具有这种功能。

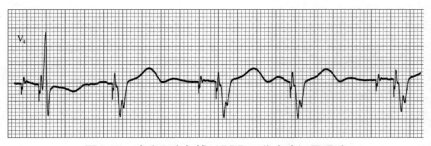

**图 6-94　房室顺序起搏（DDD 工作方式）及跟踪
窦性 P 波心室起搏（VAT 工作方式）**

5. 频率适应性起搏器心电图

包括 AAIR、VVIR 和 DDDR 起搏器，起搏频率可随代谢量的变化而变动。

（五）VVI起搏障碍的心电图表现

1. 感知功能障碍

见图6-95。

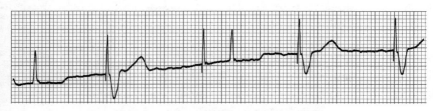

图6-95　起搏功能障碍、感知功能障碍

起搏器感知功能障碍分为感知不良（感知低下）和感知过度（超感知）。

（1）感知不良　指在起搏器感知灵敏度设置不当、电极导线发生故障（如电极脱位或断裂）等情况时，起搏器对心脏自身正常QRS波群不能感知，仍按自身的基础起搏周期发放起搏脉冲。VVI起搏器的心室感知功能丧失，表现为自身QRS波群后仍然出现刺激信号，后者落在自身QRS内或其后的不同部位，与自身心律发生竞争。

（2）感知过度　指起搏器对幅度较低或不应该感知的信号发生感知。感知过度的干扰源分外源性因素和内源性因素。前者包括交流电、电磁信号和静电磁场等；后者包括肌电信号、T波和极化电位。感知过度时，可以抑制VVI起搏器起搏脉冲的发放，表现为起搏的暂停或起搏间期延长。

2. 起搏功能障碍

见图6-95。

间歇性或持续性出现起搏脉冲不能按时发放，或发放后不能引起心室除极波，心电图表现为起搏间期长于基础起搏间期或逸搏间期，或起搏信号后无QRS波群。例如VVI起搏器在规则的连续自动起搏时，偶尔或间歇地发生刺激信号后不继随心室反应（QRS波群），甚或完全没有心室夺获。

起搏器类型不同，起搏感知功能障碍原因不同，心电图表现也不一样。

（1）感知过度心电图表现为突然出现的长于基础起搏间期或逸搏间期的起搏间期。有时仔细寻找可以在心电图上发现被感知的对象，如T波或肌电信号。

（2）电极因素是指电极脱位、电极导线断裂以及电极导线与起搏器插口松动，都可能导致间歇性或永久性起搏功能障碍。

（3）起搏器因素中最常见的是电池耗竭。此时，首先出现起搏器的磁铁频率降低，以后出现基础起搏频率降低、起搏脉宽增加、感知及起搏功能障碍，最后，起搏器功能可完全终止。临床上，当基础起搏频率或磁铁频率降低达10%时，即应更换起搏器。

第四节 异位激动合并生理性阻滞

一、干扰与分离

干扰是一种心脏电生理现象。心肌细胞除极之后均出现生理不应期，在此期内，若另有一次激动接踵而来，则该处心肌不能正常应激。若激动处于前一次激动的绝对不应期，则该处心肌不能产生任何反应，若落入相对不应期内，只能产生缓慢传导。凡由于生理不应期引起的传导障碍称作干扰。干扰是生理性阻滞，既可见于缓慢心律失常亦可见于快速心律失常，比病理性阻滞常见。干扰可发生于心脏传导系统、心房肌及心室肌的任何部位，以房室交界区的干扰最常见（图6-96）。

干扰的临床意义是由干扰发生时的基础心律失常情况决定的。例如，心房颤动、心房扑动情况下发生的干扰对人体是有益的。快速心房波下传到交界区后，大多数因干扰无法下传至心室，避免了心室极快速而又无效收缩，从而保护了心功能。但在阻滞情况下出现了干扰，则可加重阻滞，而使病情恶化。

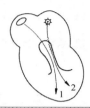

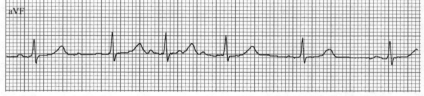

图 6-96 短阵房速（第 2 个房早落入第 1 个房早的心室有效不应期，故未下
传；第 3 个房早落入第 2 个房早造成的房室交界区新的不应期的相
对不应期中，形成干扰性 P-R 延长）

分离又称脱节，是指心脏两个起搏点所发出的一系列激动，在心脏各个部位连续发生3次或3次以上的绝对干扰。根据脱节产生原因的不同可分为干扰性脱节和阻滞性脱节。阻滞性脱节是由于严重传导障碍所致，其主要特点是两个起搏点发放激动的时间差别较大，低位起搏点频率明显较低（图6-97）。干扰性脱节是由于心脏

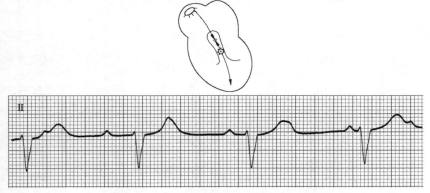

图6-97　阻滞性房室分离，室性逸搏心律

内有两个起搏点各自发出冲动，在一系列的搏动中产生相互干扰的现象，这种脱节多由于高位起搏点频率低于低位起搏点频率所致，其心电图的特点是高位起搏点的频率低于或等于异位起搏点的频率（图6-98）。

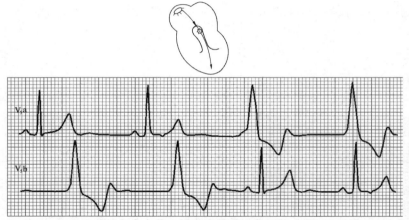

图6-98 干扰性房室分离，加速性室性逸搏心律（上、下两条为连续记录）

294

二、融合波

融合波通常是指心脏两个节律点的冲动同时或几乎同时各自激动心房或心室的一部分，所形成的心房或心室的心电综合波。

融合波的心电图诊断，必须同时具备以下两点：

（1）同一导联中，出现三种 QRS 波（或 P 波）　一种是主导心律；另一种是异位心律；第三种，形态介于前两者之间，其形态可以多变，形态取决于前两者所控制的心室（或心房）区域的大小，也就是取决于两者冲动发出的早晚。哪一个起搏点的冲动发出得早、控制的区域大，融合波就更像哪一个（图 6-99）。

（2）融合波出现的时间，必须是前两种冲动均应出现的时间　融合波的临床意义：融合波是十分常见的心电现象。融合波本身并无治疗和预后上的重要性，但对心电图诊断却有重要的提示意义，对分析复杂性心律失常十分有益。融合波的出现意味着两个节律点的存在。室性融合波对诊断室性异位搏动（例如室性心动过速）具有重要价值，诊断室性异位心律有 85% ~ 95% 的可靠性，只需与预激综合征认真鉴别。

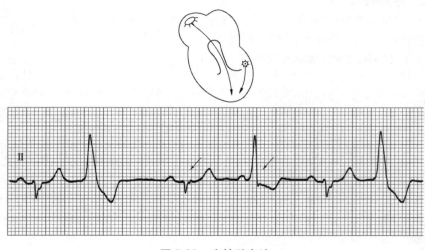

图 6-99　室性融合波

三、室内差异性传导

室内差异性传导指室上性冲动发生过早,而落在前次心搏除极在室内传导系统造成的正常不应期中较长者,造成心室除极顺序变化,QRS 波异于正常的现象。

(一)室内差异性传导的电生理基础及产生的条件

(1)室内传导系统的束支与分支的不应期长短不均匀,所以室内差异性传导可呈不同程度和不同形式的束支或分支阻滞图形。右束支细长,分支晚,动作电位时限长,不应期长,所以正常心室差异传导几乎总先是右束支阻滞型;其次为左束支、右束支加左前分支和左前分支阻滞型。

(2)在一个长周期后出现的心搏,将有一个较长的不应期,其后的心搏便容易发生室内差异性传导。前周期越长,其后提早出现的 QRS 波畸形越明显,符合长-短周期规律,这种现象首先由 Ashman 于 1945 年描述,所以命名为 Ashman 现象。

(3)室上性激动过早到达心室,心室正处于相对不应期。

(二)室内差异性传导的心电图诊断

见图 6-100 至图 6-102。

(1)室内差异性传导的心电图特征 提前出现的 P-QRS-T 波群;为异位 P′;

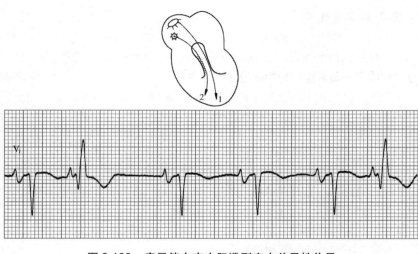

图 6-100　房早伴右束支阻滞型室内差异性传导

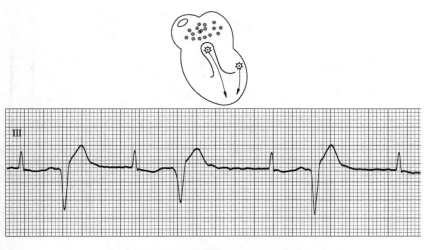

图 6-101 心房颤动伴室早二联律

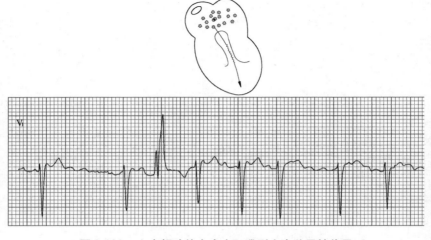

图 6-102　心房颤动伴右束支阻滞型室内差异性传导

QRS 与窦性下传者不同，呈束支阻滞图形，可伴继发性 ST-T 改变。

（2）诊断房性早搏或心室夺获伴室内差异性传导的关键是仔细寻找有无相关的 P 波。

（3）判别心房颤动时畸形 QRS 波是室内差异性传导或室性早搏较为困难的。下列几点可做参考。

1）长的前周期后出现提早的畸形 QRS 波常为差异传导。

2）联律间距固定，特别是呈二联律、三联律等有规则出现的畸形 QRS 波常为室性早搏，由 f 波下传的 QRS 波不会有固定的联律间距或有规则地出现。

3）70% 的差异传导在 V_1 中呈三相波的右束支阻滞，而室性早搏者仅 6%。

4）右束支阻滞型差异传导的起始向量常与正常心搏相同。

5）室性早搏后常有较长的代偿间歇，而差异传导后无长间歇趋势。

6）QRS 间期 > 0.14s，室早的可能性大。

7）畸形 QRS 波与以往室性早搏形态相同，则证实为室性早搏。

8）心室率缓慢的房颤中出现十分早的畸形 QRS 波，常提示室性早搏。

9）平均心室率快时，室内差异传导的可能性大，尤其在未用洋地黄前。

（三）室内差异性传导的临床意义

室内差异性传导是生理性传导障碍，心搏出现晚时便自行消失。临床上的重要性在于需与较严重的室性心律失常、3相性室内阻滞相鉴别。

四、隐匿性传导

隐匿性传导是指窦性或异位搏动不完全地侵入传导组织使其以下部位的组织不能兴奋但却干扰其后续搏动的正常传导和（或）搏动形成。隐匿性传导本质上是心脏特殊传导组织中的阻滞。

隐匿性传导的发生机制与递减性传导有关。当搏动抵达传导系统的某一部位时，若该区尚未脱离不应期，搏动虽能使其除极，但因除极所产生的动作电位在其传导过程中的除极速度和振幅一再降低，最后不能传导，从而使搏动只能不完全地通过传导系统某部，因而在体表心电图上不出现它的直接表现（隐匿性传导），但却可在其传导途径中产生新的不应期或超常期，对其后续搏动的传导和（或）形成产生多种多样的复杂影响。不完全性传导和伴有后续搏动的意外变化是隐匿性传导诊断的必备条件。

隐匿性传导可发生于传导系统的各个部位，如窦房结、房室交界区、心房、心室、束支及其分支等，多见于房室交界区（图6-103，图6-104）。一般见于心动周期

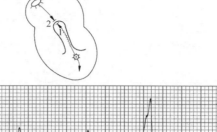

图 6-103　室性早搏伴隐匿性传导（室早逆传至房室交界区，产生新的不应期，窦性 P 波落入房室交界区新不应期的有效不应期而不能下传）

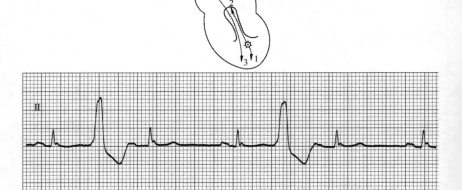

图 6-104　插入性室早伴隐匿性传导（室早逆传至房室交界区，产生新的不
　　　　　应期，窦性 P 波落入房室交界区新不应期的相对不应期，缓慢下
　　　　　传形成 QRS 波，但 P-R 延长）

304

中由绝对不应期向相对不应期过渡阶段。此时，因动作电位 0 相上升速度减慢，振幅减小直至消失，体表心电图显示不出，但该处已产生了新的不应期，从而造成下次冲动传导或形成改变。隐匿性传导通过干扰、折返、节律重整、超常传导等现象来影响心律失常，使心律失常变得更为复杂：规则的心律被打乱；轻度的阻滞变得严重得多；产生与不应期规律不相符的室内差异性传导、超常传导现象以及造成不典型文氏现象和并行心律等，常使心律失常复杂化。

隐匿性传导有时对人体有利，有时则构成伤害。例如，心房颤动、心房扑动时，隐匿阻滞了快速心房激动下传心室，避免了心室极快速而又无效收缩，从而保护了心功能。又如：隐匿传导可引发心动过缓或停搏，而产生心源性脑缺氧综合征，甚至导致心室停搏，发生猝死。

第五节　游走性心律

一、窦房结内游走性心律

(一) 机制

可能与迷走神经张力有关。起搏点游走于窦房结的头、体、尾之间，但不超过窦房结范围。

（二）诊断标准

见图 6-105。

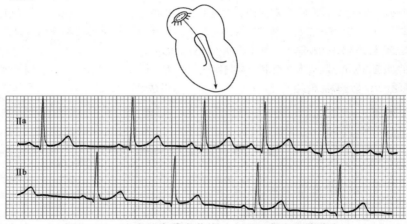

图 6-105　窦房结内游走节律（上下两条为连续记录）

（1）窦性 P 波，但形态可有轻度变异。P 波发生由高到低或由低到高的周期性变化，但不会形成逆行 P 波。发自窦房结头部的激动，自律性高、频率快；起自窦房结尾部的激动自律性低、频率慢；起自窦房结体部者介于两者之间。

（2）P-P 间期长短不一，可略有改变。窦性心律不齐其实便为窦房结内游走心律。

（3）P-R 间期可略有改变，但必须在 120 ~ 200ms。一般的规律是 P 波越高时，P-P 间期越短，P 波越低时，P-P 间期越长。

二、窦-房游走性心律

（一）机制

心脏起搏点游走于窦房结至心房之间。

（二）诊断标准

见图 6-106。

（1）P 波形态由窦性 P 波逐渐过渡到房性 P′波。起搏点游走到右房下部，Ⅱ、Ⅲ、aVF 导联 P′波倒置；游走至左房时，Ⅰ、V_5、V_6 导联 P′波倒置。

（2）窦性 P 波频率较快，房性 P′波频率较慢。

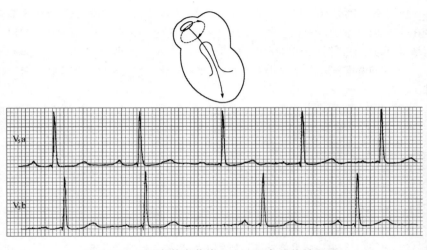

图 6-106 窦-房游走节律（上下两条为连续记录）

（3）P-R 间期长短变化　窦性 P-R > 房性 P′-R 间期，二者均≥0.12s。

三、窦-交游走性心律

1. 机制

心脏起搏点游走于窦房结、心房与交界区之间。

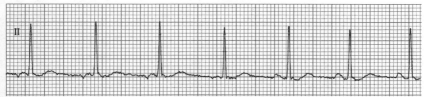

图 6-107　窦-交游走性节律

2. 诊断标准

见图 6-107。

（1）多发生在窦性心动过缓及不齐时。

（2）同导联中，P 波周期性由直立变为平坦，至一定程度变为倒置；随窦性频率增快，P 波又渐平坦或直立。

（3）P-R 间期由 >0.12s 逐渐转为 <0.12s。

（4）窦性频率较快，交界性频率慢，房性频率介于两者之间。

第七章 药物影响与电解质紊乱

本章开始之前，让我们一起复习一下有关电生理知识。大家知道细胞膜对钾离子通透性的改变是影响细胞电生理的一个关键因素。如果细胞膜对钾离子通透性增加，静息电位绝对值将增加，则细胞兴奋性降低，传导性（dv/dt）增加，而自律细胞4相自动除极速度会减小，即自律性降低；对复极期，主要使3相复极加速，细胞 APD 缩短。如果细胞膜对钾离子通透性降低，则与以上结果完全相反。

我们还了解到动物实验记录的心室肌动作电位与该部位心电图可能有着以下对应关系（黄宛《临床心电图学》）：

1. 0 相上升速度（dv/dt）与 QRS 宽度呈反比。
2. 2 相时限与 ST 段长短呈正比。
3. 1 相立即变为 3 相，2 相消失，ST 段倾斜下降。
4. 2 相突然转为 3 相，3 相速降，T 波高耸。
5. 3 时相均匀倾斜下降，接近一直线，T 波振幅降低。
6. AP 复极终末延长，U 波升高（也有人认为是浦肯野纤维复极结果）。

然而，不同解剖部位的细胞对电解质紊乱的敏感性不同，造成临床表现的复杂多变和难以鉴别。但如果我们对其机制有所了解，则不难推断各种现象与不同致病因素的内在逻辑关系。

第一节　洋地黄类药物

正常洋地黄血药浓度为 $0.5 \sim 2.0 mg/mL$，但个体差异较大，怀疑洋地黄中毒时，如临床症状突出或其他证据充足，那么即使血药浓度正常，也应怀疑洋地黄中毒。下面简要介绍洋地黄中毒的心电图证据。

一、电生理作用

洋地黄通过抑制细胞钠-钾泵和兴奋迷走神经两种方式直接和间接地影响着心肌细胞的电生理。其中心室肌和浦肯野纤维无迷走神经支配，故洋地黄直接作用明显，其他部位受以上两种作用共同影响。

（1）洋地黄抑制钠-钾泵使细胞内 Na^+ 增多，K^+ 相对减少，引起以下电生理改变：

1）抑制窦房结自律细胞 4 相自动除极，使窦性频率减慢。但同时使异位起搏细胞 4 相除极速度增加，自律性增加，易发生房性、交界性心动过速；

2）抑制房室结 0 相除极，引起房室阻滞；同时使浦肯野纤维膜电位降低，导致局部传导障碍而引起折返性心律失常；

312

3）高浓度时使浦肯野纤维 4 相自动除极速度加快，自律性增高，引起室性异位心律；

（2）洋地黄兴奋迷走神经导致

1）窦性频率降低；

2）低浓度时抑制房性异位激动；高浓度时使房性异位起搏点自律性增加，引起房性异位心律。

3）减慢房室结传导速度，但高浓度可致房室阻滞，同时使其自律性增加，引起非阵发性交界性心动过速。

二、心电图表现

洋地黄适量引起洋地黄效应，过量引起洋地黄中毒，其心电图表现各有特点：

（一）洋地黄效应

适量洋地黄可引起心电图动态改变，开始表现为 T 波振幅减低或平坦，然后以 R 波为主导联 ST 段逐渐斜行下降，T 波变为负正双向，ST 段与 T 波融合成斜行直线，界限不清，最后 T 波几乎完全倒置，仅 T 波终末略超过等电位线，呈鱼钩状，伴有 Q-T 间期缩短（图 7-1，图 7-2）。以上洋地黄效应的典型心电图应注意同缺血性 ST-T 改变鉴别，后者常呈水平，低垂或弓背形，其 Q-T 间期常延长。

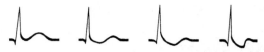

图 7-1　洋地黄引起 ST-T 变化，逐渐形成鱼钩状的 ST-T 改变

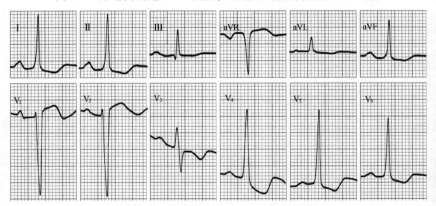

图 7-2　洋地黄效应，ST-T 似鱼钩状

(二）洋地黄中毒

　　过量的洋地黄抑制了正常的窦性频率，减慢了房室传导，同时引起异位起搏心律的产生。表现为：窦性心律失常（窦性心动过缓、窦房阻滞、窦性停搏）；房性心律失常（房性早搏未下传、房性心动过速、心房颤动、心房扑动）；房室阻滞；非阵发性交界性心动过速；室性心律失常（室性早搏、室速、心室颤动）。其中房性心动过速（或心房颤动、心房扑动）伴房室阻滞，非阵发性交界性心动过速是洋地黄中毒两种特征性心律失常；室性早搏是最早出现和最常见的改变（图7-3）。双向性室

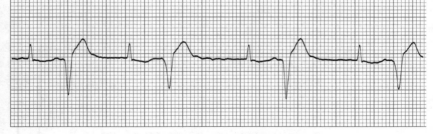

图7-3　洋地黄中毒，心房颤动伴室早二联律

性心动过速是洋地黄严重中毒的证据。

三、治疗

停用洋地黄；快速型心律失常用钾盐、苯妥英钠；慢速型心律失常用阿托品。有条件的用地高辛抗体。

第二节　抗心律失常药物

抗心律失常药对心电图的影响包括以下几个方面。

一、对 P-R 间期影响的药物

P-R 间期包括了 PA、AH 和 HV 间期，PA 和 HV 传导为钠流（I_{Na}）依赖，AH 传导为 L 型钙流 I_{Ca-L} 依赖，因此影响 I_{Na}、I_{Ca-L} 的药物会影响 P-R 间期。

（1）普罗帕酮是一种强钠通道阻滞剂，口服或静脉注射可使 P-R 间期延长，若用于潜在 HV 间期延长者，可产生房室阻滞。

（2）维拉帕米、地尔硫卓可阻断房室结传导，因此在静脉注射过程中也可见到 PR 间期延长。

（3）洋地黄延长 PR 间期的机制复杂，低剂量洋地黄增强迷走神经张力，而减慢房室结传导（AH 延长），但大剂量洋地黄可抑制 Na^+/K^+-ATP 酶，细胞内 Na^+ 升高而膜电位下降，出现自律性上升，而表现为交界性心动过速和房室传导分离。低血钾或高血钾时更易表现出洋地黄的毒副作用。低血钾合并洋地黄过量，心房扑动者表现出心房扑动合并三度 AVB；窦性者表现交界速合并房室分离。高血钾合并洋地黄作用可加重 AVB，使原有一度 AVB 者变成高度 AVB，但高血钾可抑制或减弱洋地黄与 Na^+/K^+-ATP 酶结合能力，消除洋地黄引起的自律性。

二、钠通道阻滞剂对 QRS 波群的影响

因心室肌细胞或室内传导系统都属快反应细胞，都是钠通道依赖，故抑制 I_{Na} 的药物，都能影响心室内传导，QRS 波群增宽，表现作用最强的为 I_C 类药物普罗帕酮，静脉推注普罗帕酮 $>75mg$，在心电图上能监测到 QRS 波群增宽。QRS 波增宽与用药剂量、推注速度有关，也与原有心肌电生理状态有关，如原有心室肥大或原有心室扩大，则对普罗帕酮特别敏感，可使 QRS 波群成倍地延长增宽，表现室内传导不同步，诱发严重的室性心动过速和搏出量下降。因此心肌梗死及心室肥大（扩大）患者和心功能不全者应尽量避免或禁用普罗帕酮静脉注射，口服也应十分谨慎。奎尼丁口服剂量加大也见 QRS 波群增宽。利多卡因静脉注射 $>15mg/min$，5min 后也见 QRS 波群增宽，尤其心肌有受损者。因此 I 类药物应用中，QRS 波群比用药前加宽 15% ~20% 就应停用。

三、洋地黄对 Q-T 间期的影响

在 Q-T 间期缩短的基础上 ST 段下斜鱼钩样压低，在心率加快时压低更明显，因此洋地黄作用下出现运动试验假阳性结果。

四、使 Q-T 间期延长的抗心律失常药物

Ⅲ类抗心律失常药物对 Q-T 间期影响最大。奎尼丁、胺碘酮、索他洛尔都可使 Q-T 间期延长，但它们对 Q-T 间期延长的意义各不相同，心电图上监测应给予不同的评价。

奎尼丁为 I_A 类药物，但对 I_{Kr} 也有阻滞作用，使 Q-T 间期延长，奎尼丁使 Q-T 间期延长与剂量不完全相关，有的小剂量低血浆浓度就引起 Q-T 间期明显延长，甚至诱发尖端扭转性室速，因此不能用 Q-T 间期监测奎尼丁血药浓度变化，奎尼丁延长 Q-T 间期还受血钾、心率、心功能、性别等因素的影响，低血镁、心动过缓、左心功能不全、女性等加强奎尼丁的延长 Q-T 间期作用。应用奎尼丁后 Q-T 间期延长到 500 ~ 600ms 就应停用或减量，因此监测 Q-T 间期有其应用价值。

索他洛尔为具 β 阻滞作用的Ⅲ类药物，既可使心率减慢，又阻滞 I_{Kr}，因此它对 Q-T 间期影响甚大，它对 Q-T 间期影响直接与血浓度有关，因此根据 Q-T 间期可监测血浓度，血浓度又直接与剂量有关，因此，随访 Q-T 间期可调整索他洛尔剂量。通

常服用索他洛尔的 Q-T 间期不宜超过550ms，尖端扭转性室速的发作直接与 Q-T 间期延长有关。

胺碘酮为多通道阻滞剂，兼具 α 和 β 受体阻滞作用，因它能阻滞 I_{Kr} 和 I_{Ks} ，因此也能延长 Q-T 间期，它的 Q-T 间期延长只代表胺碘酮的作用，并不预示 TdP 的发作。胺碘酮虽延长 Q-T 间期，但降低 Q-T 的离散，因此诱发尖端扭转性室速者极少，故一般可不监测 Q-T 间期。

第三节　高血钾症

血钾 > 5.5mmol/L 称为高血钾症。

一、诱因

急慢性肾衰、大量输注库存血、溶血、补钾过多、高血容量休克、大面积组织挤压、肾上腺皮质功能减退、肾上腺危象、系统性红斑狼疮、高钾性麻痹、治疗欠及时的糖尿病等。即为摄入增加、排出减少及细胞内钾向细胞外转移。

二、电生理改变

血钾水平与电生理改变及心电图表现之间存在一定联系（图7-4），具体如下：

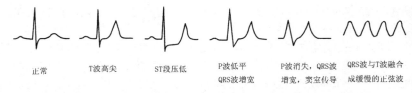

正常　　　　　T波高尖　　　　ST段压低　　　P波低平　　　P波消失，QRS波　　QRS波与T波融合
　　　　　　　　　　　　　　　　　　　　　QRS波增宽　　增宽，室室传导　　成缓慢的正弦波

图7-4　高血钾：随血钾水平逐渐升高引起的心电图改变示意图

（1）5.5mmol/L＜血钾＜6.5mmol/L，仅使细胞复极时钾的通透性增大，结果是1相、2相时限相应缩短和3相下降速度加大。2相缩短可使心电图表现为ST段缩短，进而使Q-T间期缩短；3相下降速度加大同样可使Q-T间期缩短并导致T波高耸。

（2）6.5mmol/L＜血钾＜7.0mmol/L，将进一步使细胞静止期膜电位绝对值减少（而更加接近阈值），结果是细胞兴奋性增加，但传导性下降，心电图表现为：

1）0相除极速度下降→QRS均匀增宽→Q-T间期延长；

2）2相缩短→ST段缩短；⎫
　　　　　　　　　　　　 ⎬ Q-T间期缩短；
3）3相速降→T波高耸　　⎭

4）Q-T 间期延长还是缩短，取决于以上两种作用抗衡结果。

（3）7.0mmol/L < 血钾 < 8.5mmol/L，心房肌激动传导受抑，P 波振幅降低，时限延长。

（4）8.5mmol/L < 血钾 < 10mmol/L，心房肌进一步受抑，导致 P 波消失。如果此时窦房结未受强烈抑制仍能发出冲动，则此冲动将沿着三条结间束直接传入并激动心室，此为"窦室传导"。

（5）血钾 > 10mmol/L，QRS 与 T 融合成宽大、规则、缓慢的正弦波形，进而出现心室扑动、心室颤动及心脏停搏。

如上所述，心电图改变与细胞内外离子运动关系密切，应注意的是当人体内合并酸碱及其他电解质失衡时，心电图改变将与典型钾离子失衡心电图相差较大。

三、心电图表现

见图 7-5 至图 7-8。

5.5mmol/L < 血钾 < 6.5mmol/L，Q-T 间期缩短，T 波高耸；

6.5mmol/L < 血钾 < 7.0mmol/L，QRS 均匀增宽；

7.0mmol/L < 血钾 < 8.5mmol/L，P 波振幅降低，时限延长；

8.5mmol/L < 血钾 < 10mmol/L，P 波消失，出现"窦心室传导"；

血钾 > 10mmol/L，QRS 与 T 融合成缓慢的正弦波，可出现室颤等。

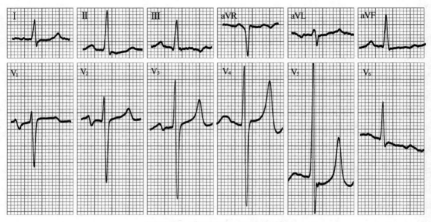

图 7-5 高血钾，T 波高耸

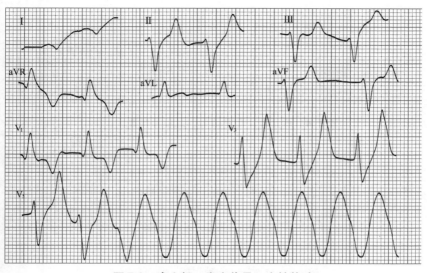

图 7-6　高血钾，窦室传导→室性扑动

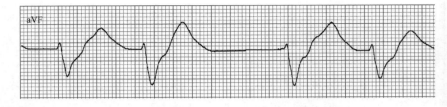

图 7-7　高血钾，窦室传导，二度 I 型窦房阻滞

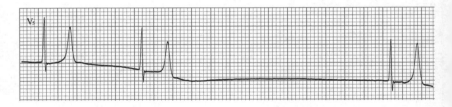

图 7-8　高血钾，窦性停搏，交界性逸搏

四、处理

停用钾剂和保钾利尿剂；静脉注射呋塞米、葡萄糖酸钙及胰岛素加葡萄糖；纠正酸碱失衡；血透。

第四节 低血钾症

血钾 < 3.5mmol/L 称为低血钾。

一、诱因

呕吐、腹泻、食欲不振、营养不良、周期性瘫痪、肾功能衰退、碱中毒、长期应用利尿剂、肾上腺皮质激素、胰岛素等。总之为钾摄入减少、丢失过多及细胞外钾向细胞内转移。

二、电生理改变

轻度低血钾对细胞膜对钾离子的通透性影响不大，却能使静息电位绝对值增加，此时细胞兴奋性会随之降低。当血钾进一步降低，将使膜对钾离子通透性降低，具体如下（图7-9）：

静止期钾通透性降低→ 静止期膜电位 → 兴奋性降低
绝对值增加 { 0 相除极速度（dv/dt）增加→传导加快

复极时钾离子通透性降低→ { 3 相平缓延长→ { T 波低平
U 波明显
Q-T 间期延长
起搏细胞舒张期自动除极速度增加→异位起搏

（室性多见）

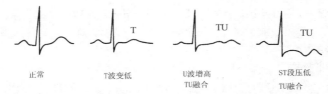

正常　　　　　T波变低　　　　　U波增高　　　　　ST段压低
　　　　　　　　　　　　　　　TU融合　　　　　　TU融合

图 7-9　低血钾，U 波明显，T 波低平

三、心电图表现

见图 7-10。U 波明显；T 波低平；Q-T 间期延长；易出现室性心律失常。严重低

326

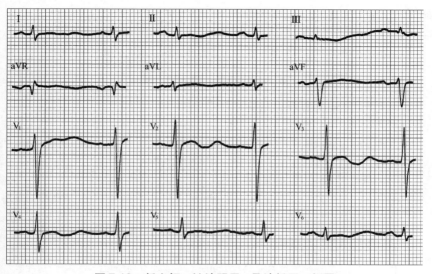

图 7-10 低血钾，U 波明显，T 波低平、倒置

钾将使 P 波振幅变高，P-R 间期延长，QRS 波增宽及各种阻滞和心律失常。

四、处理

停用排钾利尿剂，口服和静脉两种方式结合补钾，同时补镁。

第五节　低血钙症

血钙 < 2.25mmol/L 称为低血钙。

一、诱因

维生素 D 缺乏性软骨病、肠道吸收障碍、肝胆疾病、低镁血症、高磷血症、甲状旁腺功能低下、长期应用抗惊厥药物、急性胰腺炎等。

二、电生理改变及心电图表现

见图 7-11，图 7-12。细胞外钙在心肌细胞膜上对钠离子内流有竞争性抑制作用。低血钙主要引起动作电位 2 相延长，导致心电图 ST 段延长，进而使总 Q-T 间期延长。

低钙 → ┌ 对快反应细胞：钠内流增加 → 0 相除极和 4 相自动除极均加快 → 兴奋性、传导性及自律性均增高
　　　 └ 对慢反应细胞：细胞膜内外钙浓度梯度减少 → 0 相除极和 4 相自动除极均减慢 → 兴奋性、传导性及自律性均降低

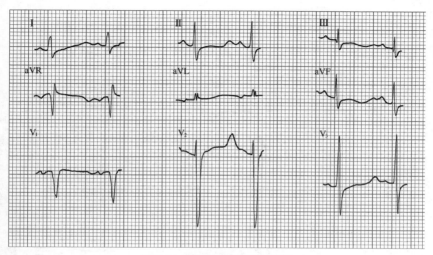

图 7-11 低血钙，ST 段延长

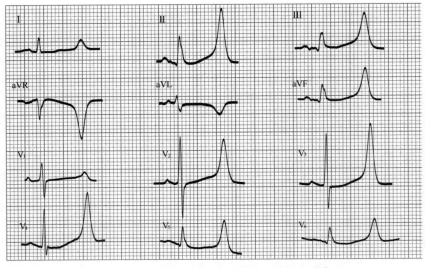

图 7-12　低血钙并高血钾，ST 段延长，T 波高尖

合并高钾时：ST 段延长，T 波高尖；常见于肾衰病人。

合并低钾时：ST 段延长压低，T 波低平增宽，Q-T 间期延长，U 波明显。

三、处理

病因治疗，静脉补钙。

第八章 心电图试验及其他心电学检查方法

第一节 排除假阳性试验

鉴别器质性与功能性 ST-T 改变。

一、普萘洛尔试验

(一) 机制

交感神经张力增高,可使心脏发生一时性相对缺血,出现类似冠心病的 ST-T 改变,普萘洛尔可降低心肌耗氧量,缓解心肌缺血,使这种功能性 ST-T 改变恢复正常,而冠心病患者应用普萘洛尔后并不能改善心肌缺血。

(二) 方法

于受检前 3 天内停用影响心电图 ST-T 改变的药物,在医师指导下用药。先常规记录 12 导联心电图。然后口服普萘洛尔 20mg,服药后 30min、1h、1.5h、2h 分别描记心电图各 1 次,并与基础心电图对照。

(三) 判定标准

(1) 阳性 异常 ST-T 改变全部恢复正常。

（2）改善 至少有 1 个 R 波占优势导联上，其 ST-T 改变恢复正常，或 T 波低平于服药后升高≥50%。

（3）阴性 服药后 ST-T 改变不明显，达不到上述标准者。

（四）禁忌证

（1）充血性心力衰竭和器质性心脏病者；

（2）慢性支气管炎、肺气肿、肺心病、支气管哮喘症和肺动脉高压症患者；

（3）低血压和休克者；

（4）窦性心动过缓、窦房阻滞、窦性停搏和房室阻滞者；

（5）孕妇、严重肝肾功能障碍者。

二、氯化钾试验

（一）机制

血清钾降低可引起非特异性 ST-T 改变，服用钾盐后观察 ST-T 改变有助于了解心电图 ST-T 变化的意义。

（二）适应证

心电图上有 ST-T 改变者，需要排除冠心病。

（三）禁忌证

（1）肾功能不全者。

（2）溃疡病或有上消化道出血者。

（3）已有电解质紊乱者如低血钾、高血钾等。

（四）试验方法

（1）服药前先描记 12 导联心电图。

（2）口服氯化钾 8～10g，服药后 30min、1h、1.5h、2h，各复查 12 导联心电图 1 次，并与服药前心电图对照。

（五）判断标准

同普萘洛尔试验。于服药后 90min 内 ST-T 转为正常者可排除冠心病。

第二节　阿托品试验

一、机制

利用阿托品对胆碱能神经的阻滞作用（除外由于迷走神经张力过高所致的心动过缓），可作为诊断病态窦房结综合征的参考。

二、方法

试验前做卧位心电图 II 导联对照，以阿托品 $1 \sim 1.5mg$（或 $0.02mg/kg$）加生理盐水 2mL 稀释，快速静注后 1min、3min、5min、10min、15min、20min 各描记 II 导联心电图，必要时可观察 30min。

三、判定标准

静脉注射心率 <90 次/min 为阳性。有的出现心房颤动、交界性心律而窦性心率反而减少，甚至出现窦性暂停、窦房阻滞等，均可作为诊断病态窦房结综合征的参考。

四、禁忌证

青光眼、前列腺肥大者不宜做此项检查。

第三节 活动平板运动试验

一、原理

通过体力运动增加心率、心肌收缩速率及室壁张力致心肌耗氧量增加，以揭示冠状动脉供血的限制。一般认为冠状动脉狭窄超过 85%，才引起休息时缺血型 ST-T

改变;若狭窄在50%～75%,则运动时才可出现此种改变。当然,还与侧支循环情况、血管狭窄的程度以及运动量的大小有关。此外,运动试验也可对心律失常及心脏功能(运动耐量)做出客观评定。

二、运动试验的适应证及禁忌证

(一)运动试验的适应证

(1)对疑似冠心病人的诊断。

(2)胸痛的鉴别诊断。

(3)检出无症状心肌缺血的部位、持续时间和程度。

(4)评价与运动有关的各种症状(如晕厥、心悸、胸痛等)。

(5)评价与运动有关的心律失常的性质。

(6)在冠心病人中,筛选高危病人做 PTCA 或 CABG。

(7)对已肯定诊断的或临床臆断的慢性冠心病患者病情分级,危险性预测和预后判断。

(8)心肌梗死病人出院前,了解有无残存心肌缺血,判断预后,指导康复治疗。

(9)心脏病的内外科治疗疗效评定。

(10)研究抗心绞痛及抗心律失常药物。

（二）运动试验的禁忌证

1. 绝对禁忌证

（1）急性心肌梗死（3~5d内）。

（2）不稳定型心绞痛未能用药物治疗使之稳定以前。

（3）有症状或有血流动力学影响的，尚未得到控制的心律失常。

（4）有症状的严重主动脉瓣狭窄。

（5）未控制的心力衰竭。

（6）急性肺栓塞或肺梗死。

（7）急性心肌炎或心包炎。

（8）急性主动脉夹层。

（9）严重高血压或显著低血压。

（10）患者拒绝接受运动试验。

2. 相对禁忌证

（1）冠状动脉左主干病变。

（2）中度心瓣膜狭窄性心脏病。

（3）血清电解质紊乱。

（4）未控制的严重高血压或肺动脉高压。

（5）过速性（＞150 次/min）及过缓性（＜35 次/min）心律失常。

（6）肥厚型心肌病或其他原因所致的心室流出道梗阻。

（7）预激综合征并发极速型心房颤动。

（8）高度房室阻滞。

（9）严重贫血。

（10）洋地黄用药期或中毒。

三、运动试验

（一）预约

（1）向受检者介绍注意事项、解除顾虑、洗澡，穿上一双厚袜子，学会正确的运动姿态，一旦发生紧急情况，病人和家属要配合急救等。

（2）检查前一天禁酒、禁烟。检查当日吃早点，检查前 2h 禁食。

（3）检查前停用 β-阻滞剂、洋地黄类药物至少 3 ～ 4 个半衰期。

（二）检查方法

（1）运动前作静息状态下心电图，测量运动前血压。

（2）运动过程中严密观察心电图及血压。

（3）达到运动终点后平卧，记录运动后即刻血压和心电图，以后每隔 2 min 记录心电图，直至心电图恢复或接近运动前标准。

（4）根据 Bruce 方案每级运动 3 min，共 7 级。目标心率的确定为 220 - 年龄 = 目标心率。

四、终止标准

（1）达到目标心率。

（2）发作心绞痛。

（3）血压异常增高或下降。

（4）发生恶性心律失常（频发室性早搏、室性心动过速等）。

（5）ST 段水平型或下斜型下移≥2.0mm 或损伤型抬高≥2.0mm。

（6）患者自行要求停止。

（7）明显症状和体征　呼吸困难、皮肤苍白、头晕、胸闷、紫绀、步态不稳。

五、运动试验结果判断

（一）运动试验阳性标准

运动中或运动后发作心绞痛或出现以下心电图改变之一者为阳性。

（1）缺血型 ST 段下降，J 点后 0.08s（室率 > 140/min 时测量 J 点后 0.06s）ST 段水平型、下斜型下降 ≥ 0.10mV；原有 ST 段下降者，在原有基础上再下降 ≥0.10mV；ST 段缓慢上斜型下降 ≥0.15mV；ST 段上斜型下降 ≥0.20mV，同时 aVR 导联 ST 段抬高 0.10mV 以上；以上 ST 段改变持续 2min 以上。

（2）ST 段弓状急性抬高≥0.20mV。

（3）运动中出现典型心绞痛。

（4）出现缺血性室性心动过速、心室颤动、束支阻滞、心脏停搏等。

（二）运动试验可疑阳性标准

运动中或运动后出现下列心电图改变之一者，为可疑阳性。

（1）ST 段水平型或下斜型下降 ≥0.10mV，持续时间 < 2min。

（2）ST 段水平型或下斜型下降 0.05 ~ 0.10mV。

（3）ST 段缓慢上斜型下降 0.10 ~ 0.15mV。

（4）T 波转为倒置、负正双向或正负双向。倒置 T 波呈箭头样。

（5）U 波倒置。

（三）运动试验阴性标准

运动中或运动后符合下列条件者，为阴性。

（1）一直到目标心率。

（2）达到10METs以上。

（3）无缺血性胸痛。

（4）心电图各波、段、间期和形态与运动前比较无明显异常变化。

（5）不出现缺血性心律失常。可伴有早搏、短阵心动过速等心律失常。

第四节　动态心电图检查

一、动态心电图的特点

（1）动态心电图以随身携带的记录仪在日常活动中连续地、长时间记录心电图资料后经回放系统高速回放，由电子计算机处理分析获得结果。

（2）动态心电图因其随身、实时、连续、长时记录等特点，较普通心电图有很多优点。

（3）因动态心电图能获得大量心电资料，故对异常心电图检出的机会远比普通心电图多。

（4）动态心电图可检出普通心电图不易捕捉到的一过性、间歇性心电异常信息，如一过性缺血、心律失常等。

（5）动态心电图不受活动限制，可监测日常生活中自然状态下和一些特定的情况下（如活动、睡眠、情绪改变等）所发生的心电变化。

（6）长时间连续记录的动态心电图资料，更能充分反映受检者的临床症状与心电变化之间的关系。并有助于鉴别某些待查主诉，协助诊断、指导用药和观察疗效。

（7）动态心电图不如普通心电图之处是：不能很好地观察心肌梗死定位、分支阻滞等某些异常心电活动。且其结果为回顾性，不能即时获得报告。

二、动态心电图的分析功能及临床应用

（1）动态心电图对心律失常的检测。

（2）动态心电图对 ST 段的分析及冠心病的诊断与研究。

（3）动态心电图对 Q-T 间期的分析。

（4）动态心电图对心率变异性的分析。

（5）动态心电图对心室晚电位的分析。

（6）动态心电图对起搏器功能的分析。

（7）动态心电图对病态窦房结综合征的诊断与分析。

（8）各种心电监护和其他医学监测研究。

三、正常动态心电图

（一）心律与心率

正常人均为窦性心律。动态心电图模拟导联窦性 P 波、QRS 波群时限应与常规心电图相应导联的相似，P 波的振幅大小在 24h 中是非恒定的，可以经常发生变化。QRS 波群的振幅在 24h 记录中变化较大，不同体位 QRS 振幅可有明显差别，运动后 R 波振幅可有明显增高。窦性心律的频率可随时间、活动、休息等生物节律与生理状态的变化经常发生有一定规律的变化。白天活动时窦性心率增快，午间休息或夜间睡眠时，窦性心率减慢。正常人 24h 平均心率为 60～87 次/min，剧烈运动时最高心率可达 180 次/min，老年人最快心率一般 <130 次/min；动态心电图检测中常可见到安静状态下心率 >100 次/min 的窦性心动过速，夜间睡眠时心率明显减慢，一般为 40～60 次/min，与迷走神经张力增高有关，最慢的窦性心率多出现于睡眠期末（清晨 4～6 时），但一般不低于 40 次/min。

（二）正常人可能出现的心律失常

1. 窦性心律失常

（1）窦性心动过速、过缓或不齐　窦性心动过速几乎见于所有受检者，多发生于活动、进食、情绪激动或精神刺激时，某一时段窦性心率 > 100 次/min 可诊断为窦性心动过速，24h 窦性心搏总数 > 140 000 次可诊断为持续性窦性心动过速。正常人在夜间睡眠中心率多可减慢至 40 ~ 60 次/min，常规心电图窦性心动过缓（心率 < 60 次/min）的定义不适用于动态心电图，24h 窦性心搏总数 < 80 000次可诊为窦性心动过缓。窦性心动过缓在运动员和体力劳动者中较为多见，但生理性的窦性心动过缓很少低于 40 次/min，24h 窦性心搏总数 ≥ 80 000 次。相邻的窦性 PP 间期长度相差 > 0.12s 即为窦性心律不齐，在正常人中极为常见，常发生在运动状态改变时或心率缓慢时，青少年几乎均有不同程度的窦性心律不齐。

（2）窦性停搏　在各年龄组正常人的动态心电图中均可见到偶发的窦性停搏，多发生于睡眠中，停搏时间达 1.5 ~ 2.0s。一般的成年人或老年人出现 > 2s 的窦性停搏多为异常，应进一步观察。

2. 室上性心律失常

动态心电图检查中，大约有 50% ~ 100% 的正常人可发生室上性心律失常，发生率可随年龄增大而增多。常见的室上性心律失常包括房性早搏、交界性早搏、游走性心律失常、交界性逸搏、短阵室上性心动过速。正常人发生的早搏一般 < 100 次/24h。极少发生心房扑动或心房颤动。

3. 室性心律失常

动态心电图检查中，正常人约有 50% 可发生室性早搏，发生率也与年龄明显相关。正常人发生的室性早搏一般 <100 次/24h，极少发生室性心动过速，睡眠中可出现加速性室性自主心律。

4. 房室阻滞

有 2% ~8% 的正常人在动态心电图检查中可出现短暂的一度或二度房室阻滞（多为二度 I 型）。房室阻滞多发生于夜间睡眠时并可伴有窦性心动过缓，可能是由于迷走神经张力增大所致。

（三）ST 段及 T 波改变

正常人的动态心电图中可发生因体位改变而产生的 ST 段改变和由于剧烈运动及心动过速而继发的上斜型 ST 段下移，幅度小。有的年轻人可在心动过缓时出现伴有 T 波直立、高尖的 ST 段抬高，可持续数小时。

第九章　常见心电图的鉴别诊断

第一节　P波方向异常的鉴别

心房除极的综合向量从右上指向左下，与Ⅱ导联轴几乎平行，与aVR导联方向相反。因此，窦性心律时，Ⅱ导联P波直立波形大而清晰，aVR导联P波倒置。掌握以上P波特点，对鉴别P波方向与形态异常具有实际意义。

一、Ⅰ导联P波倒置

(一) 右位心

见图9-1。

(1) P波电轴与正常相反，指向右前下方。Ⅰ、aVL导联P波倒置。由于QRS环与T环电轴也指向右前下方，因此在Ⅰ、aVL导联QRS波群与T波均呈倒置。

(2) Ⅱ与Ⅲ导联波形互换，aVR与aVL波形互换，aVF图形不变。

(3) 胸导联$V_1 \sim V_5$的R波不是逐渐增高，而是逐渐降低，S波逐渐加深。作V_2、V_{3R}、V_{5R}导联，R波逐渐增高。

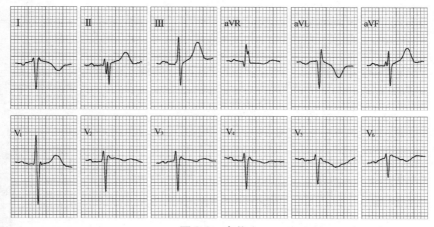

图 9-1 右位心

（二）左、右上肢导联线反接

见图 9-2。

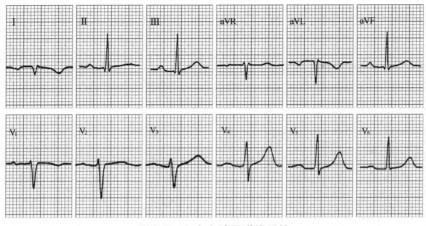

图 9-2　左右上肢导联线反接

（1）肢体导联心电图表现如同右位心。

（2）胸导联 QRS 波群无异常改变。

二、逆行 P 波 (P⁻波)

(一)交界性心律

见图 9-3。

(1) Ⅱ、Ⅲ、aVF 导联 P 波逆行倒置，aVR 导联直立。

(2) 如 P⁻波位于 QRS 波群之前，则 P⁻-R 间期 <0.12s；P⁻波位于 QRS 波群之后，则 R-P⁻间期 <0.20s。

(3) QRS 波群形态、时限正常。

(4) 心率大多在 45~60 次/min 之间。

(二)左房心律

(1) 节律点位于左心房下部，P 波呈逆行型。

(2) Ⅱ、Ⅲ、aVF、Ⅰ、V_6 导联 P 波倒置。

(三)冠状窦性心律

见图 9-4。

(1) Ⅱ、Ⅲ、aVF 导联 P 波倒置，Ⅰ、V_6、aVR 导联 P 波直立。

(2) P⁻-R 间期 >0.12s。

(3) QRS 波群形态、时间正常。

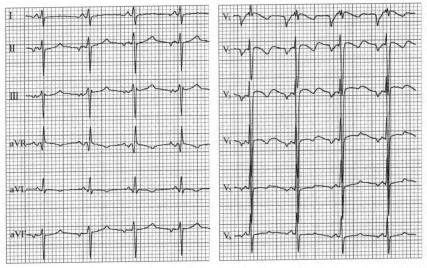

图 9-3 非阵发性交界性心动过速

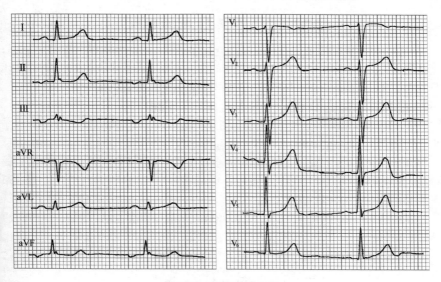

图 9-4　冠状窦性心律

第二节 异常 Q 波的鉴别

判断异常 Q 波包括 3 个因素：①除 aVR 导联外，其他导联 Q 波宽度 > 0.04s；②Q 波深度在胸导联大于 R 波高度的 25%，在 aVL 导联大于 R 波高度的 50%，aVF 导联大于 R 波高度的 60%；③不应该出现 Q 波的导联出现了 Q 波。

一、右胸导联异常 Q 波或 QS 波

V_1、V_2 导联出现 Q 波或 QS 波时，有相当数量病人并非前间壁心肌梗死，如 V_1、V_2 导联出现 qR 波或 qrS 波，则多应考虑前间壁心肌梗死。

（1）正常人初始 0.03~0.04s QRS 向量是指向左下方而略后的，大部分右侧胸壁应该记录出正常的 Q 波，其边缘接近于 V_1 导联电极，因此电极位置稍有变动，即可于 V_1 导联出现 Q 波或 QS 波。

（2）当 QRS 综合向量环指向左后（如横位心脏、左心室肥厚、左束支阻滞）的情况下，V_1、V_2 导联即可记出 QS 波。

（3）高度肺气肿，由于膈肌下降整个 QRS 综合向量环位置下移，并指向后，此时 V_1、V_2 甚至 V_3 都可记出 QS 波。在这种病变情况下如将各心前电极下移一个肋间便描记出正常的 rS 波型。

（4）当电轴右偏或右心室肥厚及右束支阻滞合并心脏显著转位时，正常的自左至右的室间隔除极向量可能与 V_1 导联轴垂直或投影于其负侧而记录出 QR 波。

（5）前间壁心肌梗死时，$V_1 \sim V_3$ 导联呈 QS 型，V_4 往往有异常 Q 波而呈 QR 型；V_5、V_6 导联的 q 波消失，R 波电压降低；V_{3R}、V_{4R} 仍出现 rS 型。

二、侧壁导联异常 Q 波

正常人有室间隔 q 波（室间隔开始自左至右除极向量），其横面及额面投影便都在这些导联（V_5、V_6、aVL 和 I 导联）的负侧，但一般不超过 0.02s，振幅不超 1/4R，为正常 q 波。但是如果在这些导联上全部出现超过 0.03s 之 Q 波，则要注意是否合并陈旧性侧壁心肌梗死。

至于 aVL 导联出现宽于 0.03s 的 Q 波，判断是否有高侧壁梗死时则与电轴的偏斜度有密切关系，电轴右偏（aVL 的 QRS 主波向下），aVL 导联的 P 波与 T 波也都呈倒置，则这类 Q 波应认为正常，此时的 aVL 导联与 aVR 导联波型很相似。如为电轴左偏（aVL 导联 QRS 主波向上），则 >0.03s 之 Q 波应认为不正常。

三、下壁导联异常 Q 波鉴别

（1）由于正常的 QRS 初始向量是指向左下的，额面上向量环投影在这 3 个导联，与Ⅲ导联轴大致是垂直的，心脏的位置稍有变化（如呼吸动作、平卧或直立）

都可使最初 0.03~0.04s QRS 向量投影于Ⅲ导联之负侧而形成 Q 波，因此只是Ⅲ导联出现异常 Q 波，不能作为下壁梗死的依据，可以说大多数是正常的。

（2）aVF 出现 0.03s 以上 Q 波，电轴是左偏的（QRS 主波向下），属于正常。

（3）Ⅲ、aVF 同时出现 0.03s 以上 Q 波时，有可能是陈旧性下壁心肌梗死，但也有可能心脏转位所致（电轴左偏），可令病人作深吸气前后心电图，如果深吸气后心电图Ⅲ、aVF 导联 Q 波消失或明显缩小，则有可能是心脏转位所致。

（4）如果Ⅱ、Ⅲ、aVF 导联都有异常 Q 波，应考虑为陈旧性下壁梗死。但还需排除某些急慢性肺部病变（如肺梗死、肺气肿）、WPW 综合征等，这些病例的心电图均有其特点，不难鉴别。

第三节　V_1 导联 QRS 电压增高的鉴别

一、右室肥厚

见图 9-5。

（1）$R_{V_1} \geq 10mm$（1.0mV）（合并右束支阻滞时，$\geq 15mm$），$R_{V_1} + S_{V_5} \geq 12mm$（1.2mV）。

（2）V_1 导联 R/S > 1。

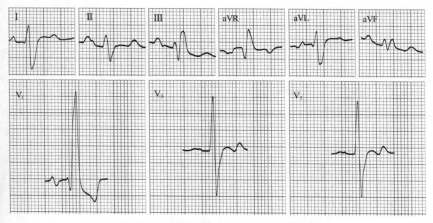

图 9-5　右室肥厚伴完全性右束支阻滞

（3）aVR 导联 R > 5mm（0.5mV）。

（4）心电轴右偏 > 110°。

二、右束支阻滞

见图 9-6。

(1) QRS≥0.12s。

(2) V_1 导联呈特定的 rSR′型，I、V_5、V_6 导联可见宽钝 S 波。

(3) 发生继发性 ST-T 改变。

三、正后壁心肌梗死

见图 9-7。

(1) V_1、V_2 导联 R 波增高。

(2) 右胸导联 T 波可高耸直立。

(3) $V_7 \sim V_9$ 导联可产生梗死型 Q 波。

四、A 型预激图形

见图 9-8。

(1) 胸导联 QRS 波群均以 R 为主。

(2) 各导联有预激症候群"三联症"：即 P-R 间期 < 0.12s，QRS 波群时间 > 0.12s，ORS 波群起始有 δ 波。

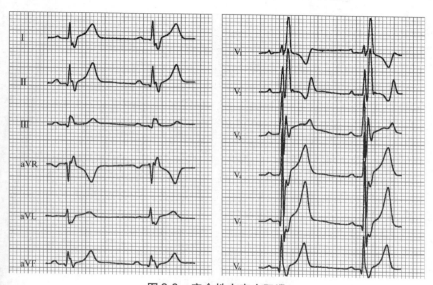

图 9-6 完全性右束支阻滞

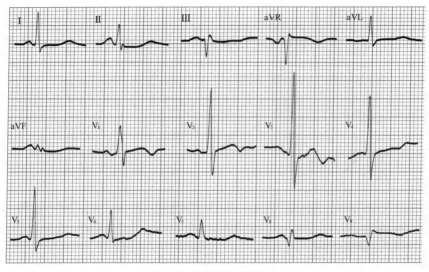

图 9-7　正后壁心肌梗死

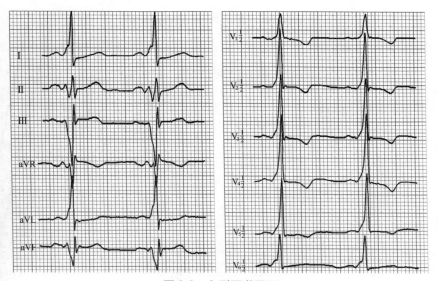

图 9-8　A 型预激图形

359

第四节 ST 段抬高的鉴别

一、ST 段抬高的机制

损伤电流学说认为 ST 段抬高与损伤电流有关。舒张期损伤电流：心肌梗死 ST 段抬高是因为舒张期基线（TQ 段）下移所致。由于缺血心肌复极能力受损，在电舒张期仍保持部分和完全除极状态。除极心肌与复极心肌不同，带有细胞外负电荷，因此在部分或完全除极缺血心肌和正常复极无损伤心肌之间舒张期存在电流，其方向背离负电的缺血区指向带正电的正常心肌。心外膜一侧损伤时，在其上面的导联便记录到 TQ 段（基线）压低，心电图机（内部设置）通过补偿电位使心电图的基线（TQ 段）移动到适当位置，结果便使 ST 段上移（图 9-9）。收缩期损伤电流：缺血心肌不能完全除极，与正常除极的心肌不同，在细胞膜上带有正电荷，两者之间产生电流，即收缩期损伤电流。心外膜一侧损伤，置于其上面的探查电极便记录到 1 个向上抬高的 ST 段（图 9-10）。

除极波受阻学说则认为不产生损伤电流，损伤细胞除极电位缓慢下降以至完全不能除极，便在损伤边缘区产生阻滞。如在心内膜部分正常心肌可良好除极，形成 R 波；而至外膜损伤边缘时，由于阻滞不能传入，此损伤心肌细胞电位较高与正常

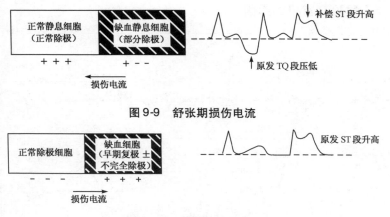

图 9-9 舒张期损伤电流

图 9-10 收缩期损伤电流

心肌之间产生电位差，引起体表朝向心外膜面导联 ST 段升高，直到整个心肌复极才逐渐下降。这一学说可以解释无损伤电流状态下的 ST 段移位。

二、ST 段抬高常见的原因

（一）急性心肌梗死

见图 9-11。

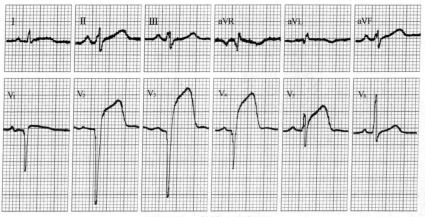

图 9-11　急性心肌梗死

（1）ST 段抬高多呈典型的弓背向上型单向曲线，是急性心肌梗死心电图的特征性标志。绝大多数病例 ST 段抬高十分显著。ST 段抬高变化迅速，一日之间能有明显动态变化。发病后数日，ST 段即可能回至等电位线。

（2）ST 段抬高出现于相应的数个导联，与其相对应导联 ST 段降低。

（3）大部分病例出现梗死型 Q 波。

（二）变异型心绞痛

见图 9-12。

（1）ST 段抬高出现于心绞痛发作期。临床症状消失后，抬高的 ST 段回到等电位线，心电图恢复至基础状态。

（2）ST 段抬高局限于数个相关的导联，与其相对应导联则出现 ST 段降低。

（三）急性心包炎

见图 9-13。

1. ST 段抬高一般凹面向上呈马鞍状。

2. ST 段抬高发生在绝大部分导联。

3. ST 段抬高程度较轻，一般不会超过 0.5mV。

4. 可伴发窦性心动过速、QRS 电交替及低电压心电图变化。

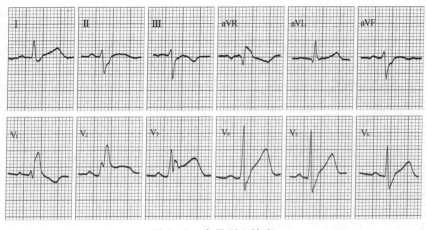

图 9-12　变异型心绞痛

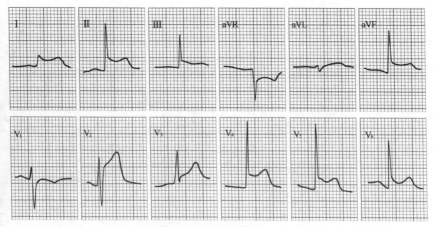

图 9-13　急性心包炎

（四）早复极图形

见图 9-14。

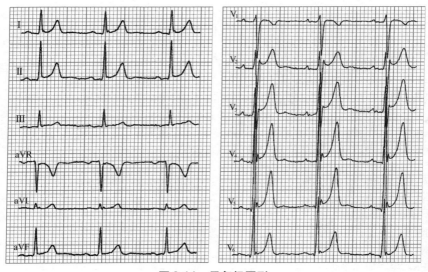

图 9-14 早复极图形

366

（1）ST 段抬高呈凹面向上，同时伴有 T 波高耸。

（2）ST 段抬高多见于 $V_3 \sim V_5$ 导联，一般不超过 0.4mV。

（3）ST 段抬高可持续数年不变。

另外，高钾血症、室壁瘤等也可出现 ST 段抬高。

第五节　巨 T 波的鉴别

一、巨 T 波的发生机制

巨 T 波包括 T 波增高与增宽两部分，产生机制是 T 向量环的方向与某导联轴接近平行，投影长度较大，使 T 波振幅增大。

心肌缺血及其他影响该代谢变化的各种病理生理因素均可引起 T 波的变化。心肌缺血时，复极不能正常进行。心内膜下心肌缺血复极程序与正常相同，从心外膜下开始，平均 T 向量从心内膜指向心外膜。当复极进一步延迟时，T 波高尖，Q-T 间期延长。相反，心外膜下心肌缺血复极顺序与正常不同，从内膜处开始，产生深而倒置的 T 波。急性透壁性心肌梗死时，梗死区常呈楔形分布，如前壁心外膜下缺血，则 T 向量向后投影于胸导联负侧，出现胸导联倒置的 T 波。对于非透壁性心肌梗死，T 波深而倒置反映了心内膜和心外膜下透壁性缺血。由于血流动力学原因，心内膜下更易损伤。无 Q 波的 T 波倒置也可见于心内膜下心肌梗死，但是应强调无 Q 波的 T 波倒置不一定均为非透壁性梗死。如缺血程度轻，心肌复极分别由心内膜面和心外膜面向相反方向进行，T 波可表现低平。超急性期 T 波发生机制可能与损伤电流及细胞损伤后钾外漏而早期复极有关。虽然细胞损伤后有钾外流，细胞外钾离子浓度升高，降低了静息电位，缩短了动作电位时间，但基底宽的超急性期 T 波与高血钾时高尖窄的 T 波并不相同。

　　一般说来，若 R 波为主导联，T 波振幅超过同导联 R 波振幅或 T 波振幅 > 10mm 和（或）T 波时间增宽者，谓之巨 T 波。巨 T 波可直立，也可倒置，这取决于巨 T 波的病因、T 向量与导联轴的关系以及其他并存的心电图。在临床症状加重时 T 波相应增高，症状改善时 T 波相应减低，应视为 T 波异常的一项佐证。

二、巨 T 波常见的原因

（一）超急性期心肌梗死巨 T 波

　　见图 9-15。

　　（1）胸痛出现后数分钟或数小时内梗死相关导联 T 波振幅增高或基底增宽。

　　（2）上述导联 ST 段斜坡型或凹面向上型抬高，与直立的 T 波构成前拱状 ST-T，而对应导联可见 ST 段明显压低；

368

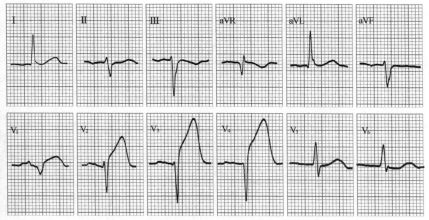

图 9-15　超急性期心肌梗死巨 T 波

（3）上述心电异常可持续数分钟或数小时，少数病例可达 24h。

（二）急性心内膜下心肌梗死

见图 9-16。

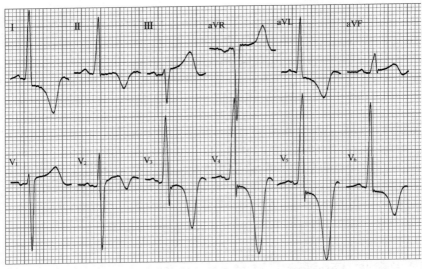

图 9-16　急性心内膜下心肌梗死，深而倒置的 T 波

（1）心内膜下心肌超急性损伤性表现，即 ST 向量偏向右前上（ $-150°$ ），故 $ST_{V_4 \sim V_6 \text{、} I \text{、} II \text{、} III \text{、} aVL}$ 明显压低，而 $ST_{V_1 \sim V_3 \text{、} aVR}$ 抬高，ST_{II} 位于等电线。

（2）除 T_{aVR} 和 T_{aVL} 直立或低平外，余各导联呈倒置巨 T 波。

（3）心肌酶异常。

（三）高血钾症 T 波变化

见图 9-17。本症早期，即血钾 5.5 ~ 6.5mmol/L 时，最早心电现象是 T 波呈帐篷状，以 II、III、$V_2 \sim V_4$ 导联最为典型，T 波高尖，基底窄，而 T 波时间正常。

（四）脑血管意外巨大倒置尼亚加拉瀑布样 T 波

见图 9-18。

（1）T 波巨大倒置　倒置 T 波的振幅多数 > 1.0mV，部分可达 2.0mV 以上。倒置 T 波常出现在胸前导联，集中在中胸及左胸 $V_4 \sim V_6$ 导联，也可出现在肢体导联。而在 aVR、V_1、III 等导联可能存在宽而直立的 T 波。

（2）T 波的演变　与其他巨大倒置的 T 波不同，尼亚加拉瀑布样 T 波的演变迅速，可持续数日后自行消失。

（3）T 波宽大畸形　异常宽大 T 波的形成与 T 波前肢和 ST 段融合有关，T 波后肢口隐匿、倒置的 U 波融合有关。T 波的开口及顶部都增宽，T 波最低点常呈钝圆形。

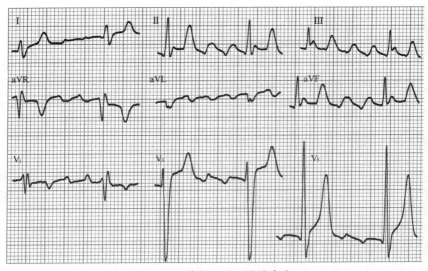

图 9-17　高钾血症，T 波高尖

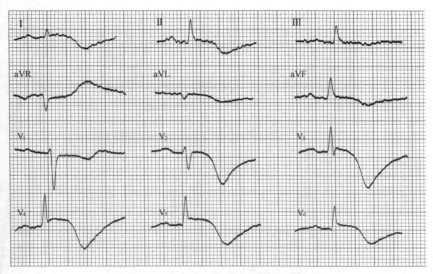

图 9-18　脑出血，巨大倒置瀑布样 T 波

373

（4）不伴有 ST 段的偏移及病理性 Q 波。

（5）Q-Tc 间期显著延长是重要的特征，常延长 20% 或更多，最长可达 0.7～0.95s。

（6）U 波幅度常 >0.15mV。

（7）常伴有快速性室性心律失常。

另外，巨 T 波尚可见于变异型心绞痛、急性心肌梗死衍变期、肥厚梗阻型心肌病、早期复极综合征等的 T 波变化。

第六节　长 R-R 间期心电图的鉴别

长 R-R 间期心电图常见于以下情况：

（1）窦性心动过缓。

（2）窦性停搏与二度窦房阻滞。

（3）未下传的房性早搏。

（4）伴有长代偿间歇的房性或室性早搏。

（5）二度房室阻滞。

（6）心室周期变化显著的心房纤颤。

在任何原因引起的比较长的心搏间歇时，原来处于潜伏状态的低位节律点便有机会发放激动控制整个或部分心脏的活动，这种现象便称为逸搏。

第七节　P 波与 QRS 波群完全无关的心电图鉴别

在分析 P 波与 QRS 波群完全无关时应注意以下几点：①测量 P-P 间距，确定心房活动的频率、节律，然后再测量 R-R 间距，确定心室活动规律。注意心房率与心室率哪一种快。②QRS 波群形态、时间是否正常。③有无心室夺获出现。

P 波与 QRS 波群完全无关的心电图可见于以下情况：

一、三度房室阻滞

见图 9-19。

（1）心房率大于心室率，P 与 QRS 互不相干，呈完全性房室分离。

（2）心房节律可以为窦性心律、房性心动过速、心房扑动或心房颤动。

（3）心室节律可以为房室交界性逸搏心律（QRS 波正常，心室率 40 ~ 60 次/min）或室性逸搏心律（QRS 宽大畸形，心室率 20 ~ 40 次/min）。

二、干扰性房室分离

见图 9-20。

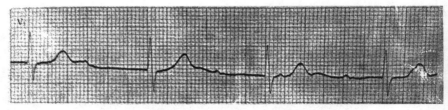

图 9-19   三度房室阻滞 P 与 QRS 完全无关

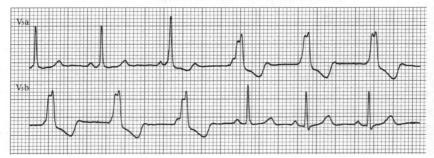

图 9-20   不完全性干扰性房室分离（上下两条为连续记录）

（1）P 波与 QRS 波群各有其固有频率，互不相关。

（2）心室率大于心房率。

（3）QRS 波群的时间、形态与频率取决于低位节律点的位置与心律失常的性质。

三、非阵发性交界性心动过速

（1）频率多在 60～130 次/min。

（2）P 波为逆行性。可在 QRS 波之前则 P⁻-R<0.12s；可在 QRS 波之后则 R-P⁻<0.20s；可与 QRS 重叠而看不见。

（3）窦性心率与交界性心动过速的心率甚为接近，每分钟仅相差数次，一般交界性心率快于窦性心率，但由于交界区单向阻滞，不能逆传入心房，形成等率性房室分离。

（4）窦性心律与交界性心律竞争　当窦性心律快于交界性心律时，或者两种心律出现的时间，刚好使窦房结的冲动落在交界区的有效不应期或反应期时，窦性 P 波可夺获心室而形成窦性心律，交界区心律消失；当交界区心律快于窦性心律时，或两种心律出现的时间刚好使窦性冲动落在交界区的有效不应期而不能下传，则心室便由交界区心律控制。如此这样两种心律互相交替出现。

第八节　提早出现心搏的鉴别

在规则的窦性及其他节律时，出现提早搏动，一般有以下几种可能：过早搏动、并行心律、心室夺获、反复心律。其心电图特征及鉴别方法如下：

（一）过早搏动

指的是在正常窦性节律时，突然出现一次或几次提前搏动，由于提前搏动发源部位不一，可分为窦性、房性、房室交界性及室性过早搏动。

（二）反复心律

当某一节奏点的激动引起心房或心室除极后，经过另一途径又折返原处，使其再次除极，称反复心律。反复心搏可起源于交界区、心室以及心房，不论何种反复心搏，在时间上总是提早出现的。起源于交界区的反复心搏在临床上最为多见。反复心搏应与逸搏-夺获二联律相鉴别，不同点在于反复心搏两个 QRS 波群之间夹着一个逆行型 P 波（图 9-21），而在逸搏-夺获二联律，两个相邻的 QRS 波群之间夹着一个窦性 P 波（图 9-22）。

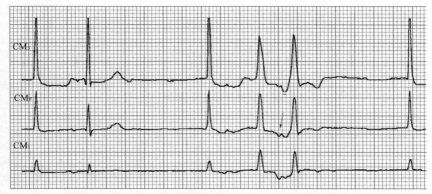

图 9-21 室性反复心律，交界性逸搏-夺获

（三）心室夺获

心室夺获多见于干扰性房室分离、低位心律中。在时间上总是提早出现的。QRS 波群之前有一个窦性 P 波，其形态及出现时间与其他窦性 P 波一致（图 9-23）。

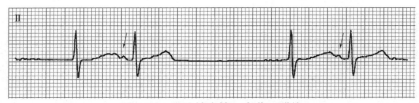

图 9-22 交界性逸搏、夺获二联律

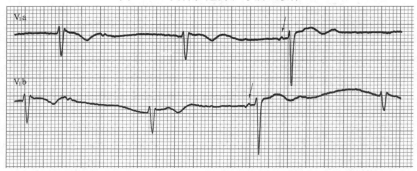

图 9-23 窦性心动过缓，交界性逸搏，窦性夺获（上下两条为连续记录）

当分析提早发生的心搏这类心电图时，应注意以下几点：

（1）基本心律的性质　在交界性心律时容易出现反复心搏；在房室分离的低位心律中，如有提早出现的心搏，应注意是否为心室夺获。

（2）提早出现的 QRS 波群之前有无 P 波。如有 P 波，应注意其方向、形态等；P 与 QRS 是否相关。

（3）提早出现的 QRS 波群形态、时间与基本心律是否一致，有无明显畸形。

（4）如有多发性早搏，应注意其配对时间是否一致，如不相等，则应注意早搏之间的时距是否成倍数关系或有最大公约数。

（5）提早出现的心搏之后有无明显的代偿间歇及其完全与否。

第九节　心室率缓慢而规则的鉴别

心率缓慢而规则心电图有以下几种情况：

（1）窦性心动过缓。

（2）窦性心律合并 2：1 窦房阻滞。

（3）窦性心律合并 2：1 房室阻滞。

（4）逸搏心律。

（5）心房颤动合并三度房室阻滞。

（6）未下传房性早搏二联律。

（7）心房扑动呈 4：1 房室传导。

第十节　心室律不整的鉴别

心室律不整指的是在同帧心电图中 R-R 间距相差 >0.16s。常见于以下几种情况：

（1）窦性心律不齐。

（2）多源房性心动过速。

（3）心房颤动。

（4）预激综合征合并心房颤动。

（5）房扑或短阵房速伴不规则房室传导比例。

（6）短阵心动过速。

（7）窦性心律伴不规则房室阻滞。

第十一节　宽 QRS 波心动过速鉴别诊断

宽 QRS 波心动过速是指 QRS 间期 ≥0.12s 的心动过速，是临床上较常见到的、需要急诊鉴别与处理的快速心律失常。

一、宽 QRS 波心动过速的类型

宽 QRS 波心动过速最多见的是室性心动过速（VT）。除此之外，可以表现为宽 QRS 波心动过速的情况还包括：①室上性心动过速：包括房室结折返性心动过速、顺向型房室折返性心动过速、房性快速性心律失常及窦性心动过速伴原先存在的束支或室内阻滞或功能性阻滞（心室差异性传导）；②经房室旁路前传的快速心律失常：包括预激综合征合并房性快速性心律失常、逆向型房室折返性心动过速以及由 Mahaim 纤维参与的结室折返性心动过速。

二、宽 QRS 波心动过速的鉴别

Brugada 等根据宽 QRS 波群心动过速发作时的 QRS 波形态特征，结合对宽 QRS 波心动过速的电生理诊断，提出了判断宽 QRS 波心动过速起源部位的步骤。应用 Brugada 分步诊断法（见图 9-24）时必须有完整的胸导联（$V_1 \sim V_6$ 导联）图谱。

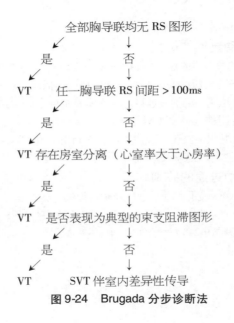

全部胸导联均无 RS 图形

是 ← | → 否

VT ← 任一胸导联 RS 间距 > 100ms

是 ← | → 否

VT ← 存在房室分离（心室率大于心房率）

是 ← | → 否

VT ← 是否表现为典型的束支阻滞图形

是 ← | → 否

VT ← SVT 伴室内差异性传导

图 9-24　Brugada 分步诊断法

（一）Brugada 分步诊断法鉴别室速与室上速伴室内差异传导（图 9-25 至图 9-34）

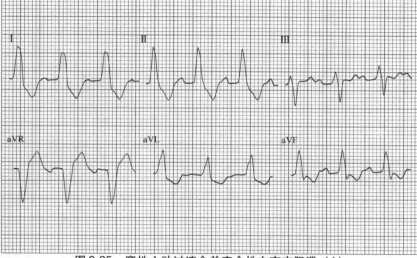

图 9-25   窦性心动过速合并完全性左束支阻滞 （1）

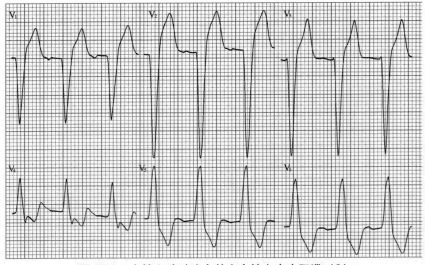

图 9-26　窦性心动过速合并完全性左束支阻滞（2）

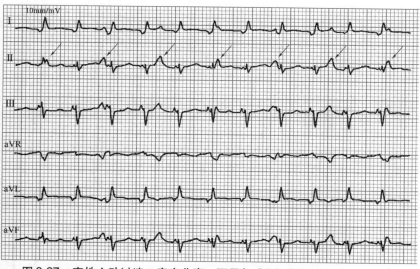

图 9-27　室性心动过速，房室分离，可见与 QRS 波无关系之 P 波（1）

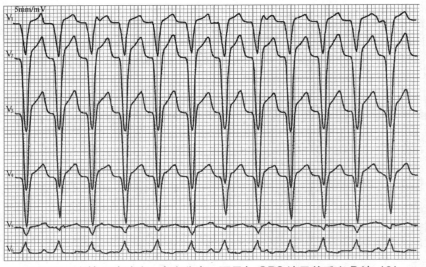

图 9-28　室性心动过速，房室分离，可见与 QRS 波无关系之 P 波（2）

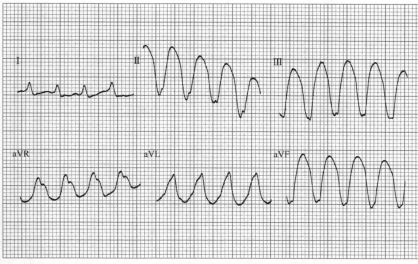

图 9-29　室性心动过速，全部胸导联均无 RS 图形，QRS 波全部向上（1）

389

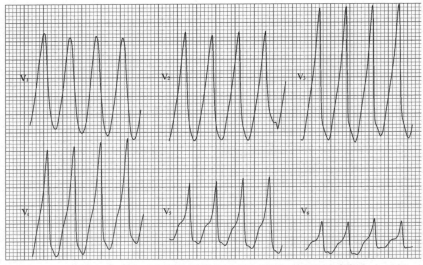

图 9-30 室性心动过速，全部胸导联均无 RS 图形，QRS 波全部向上（2）

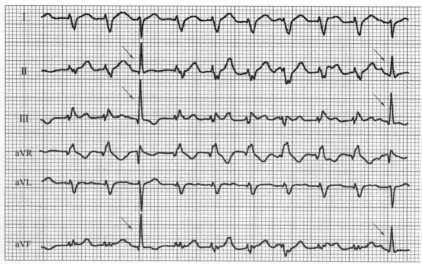

图 9-31 室性心动过速，肢体导联可见提前之窄 QRS 波群，为窦性夺获，有房室分离依据（1）

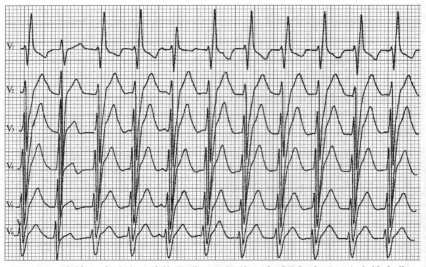

图 9-32　室性心动过速，肢体导联可见提前之窄 QRS 波群，为窦性夺获，
　　　　有房室分离依据（2）

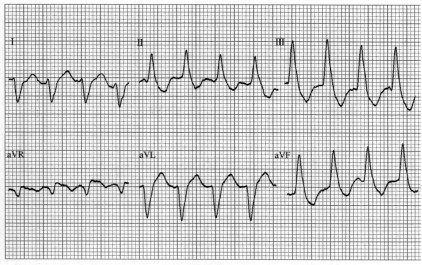

图 9-33 室性心动过速，QRS 呈类似（非典型）右束支阻滞图形（1）

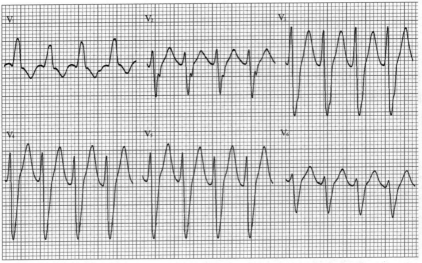

图 9-34 室性心动过速，QRS 呈类似（非典型）右束支阻滞图形（2）

应用 Brugada 分步诊断法应注意以下几点：

（1）全部胸导联 QRS 波群均呈 R 图形或 QS 图形。

（2）RS 间距是指 R 波起点至 S 波的最低点，而不是 S 波的终点。

（3）典型的束支阻滞图形为　①典型的右束支阻滞：V_1 导联呈 rsR′ 三相波，V_5 或 V_6 导联 R／S＞1。②典型的左束支阻滞：Ⅰ、V_5、V_6 均呈 R 型，V_1 或 V_2 的 R 波时限＜30ms，或 RS 间距＜70ms。

（二）Brugada 分步诊断法鉴别室速与室上速经旁路前传（图 9-35 至图 9-36）

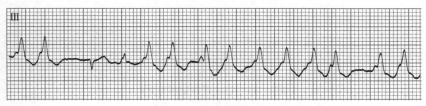

图 9-35　间歇预激伴心房颤动

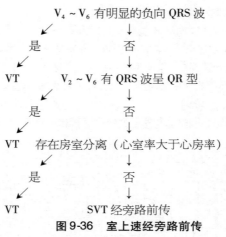

图 9-36　室上速经旁路前传

临床表现和病史在鉴别宽 QRS 波心动过速起源部位中有一定作用。一般情况下，青年人既往无心脏病史，反复发作的心动过速多为室上性心动过速；既往有心脏病史，特别是发生于心肌梗死后的宽 QRS 波心动过速应首先考虑室性心动过速。但室性心动过速也可发生于心脏正常者，室上性心动过速也可见于器质性心脏病患者。宽 QRS 波心动过速发作时伴有明显的血流动力学障碍者，多为室性心动过速；少数频率过快的室上性心动过速也可伴有明显的血流动力学障碍。个别单形性持续性室速，如果频率不很快，也可不伴血流动力学障碍。对于少数利用体表心电图不能确诊的宽 QRS 波心动过速，可进一步用食管心房调搏、心内电生理检查来确定。

（三）新的室性心动过速四步诊断法（Veneckei 方案，见图 9-37）

Vi/Vt 比值。

（1）方法

导联选择：常选 QRS 呈双向波始点与终点清楚的胸导联，多选 V_3、V_5，其次为 V_2。确定基线与基点：先确定基线，如无基线时，以 QRS 始点为基点，沿基点作一水平线。Vi 值：QRS 波开始向后 40ms 处为选点向基线作垂线，其幅度值（mm）为 Vi 值。Vt 值：QRS 波终点向前 40ms 处为选点向基线作垂线，其幅度值（mm）为 Vt 值。

（2）Vi/Vt 值

室性心动过速 Vi/Vt 值 ≤1，室上性心动过速伴室内差异性传导 Vi/Vt >1。

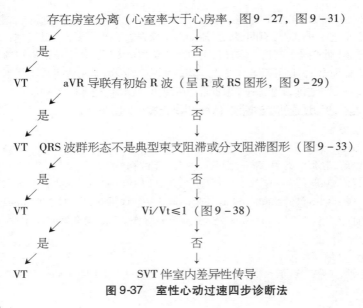

存在房室分离（心室率大于心房率，图9-27，图9-31）

是 → VT

否 → aVR 导联有初始 R 波（呈 R 或 RS 图形，图9-29）

是 → VT

否 → QRS 波群形态不是典型束支阻滞或分支阻滞图形（图9-33）

是 → VT

否 → Vi/Vt≤1（图9-38）

是 → VT

否 → SVT 伴室内差异性传导

图 9-37　室性心动过速四步诊断法

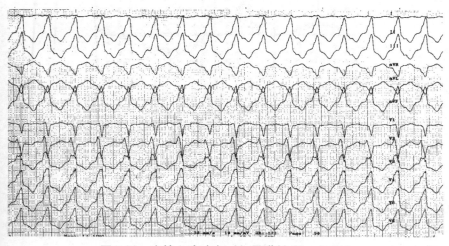

图 9-38 室性心动过速，V_2 导联 $V_i/V_t \leqslant 1$ （1）

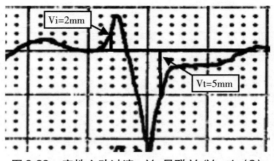

图 9-39　室性心动过速，V$_2$ 导联 V$_i$/V$_t$≤1（2）

三、宽 QRS 波心动过速的处理原则

（1）根据临床和体表心电图确定宽 QRS 波心动过速的类型。

（2）对于一时难以鉴别宽 QRS 波心动过速起源部位的，则可选择对室上性心动过速和室性心动过速均有效，同时又不缩短旁路传导时间及有效不应期的药物，如胺碘酮和普罗帕酮。

（3）如果病人在发生宽 QRS 波心动过速时伴有明显的血流动力学障碍，应紧急同步直流电复律；对于发作持续时间长，不能用药物纠正的宽 QRS 波心动过速，不论能否确定其起源部位，也可进行同步直流电复律。

（4）在终止宽 QRS 波心动过速后，应根据病因进行下一步治疗，如射频消融术等。

（5）对确诊为室性心动过速而药物治疗无效或有心脏性猝死危险性者，可安装埋藏式心律除颤复律器。

附　　录

附录一　如何阅读与分析心电图

1. 总的阅读　在详细测量和分析之前，应依次自导联 Ⅰ 、Ⅱ 、Ⅲ 、aVR、aVL、aVF 及各胸前导联（ $V_1 \sim V_6$ ）作一总的阅读，以查明以下问题：①各导联的心电图是否标记正确？②导联中是否有装贴倒置的错误？③导联是否有接错的情况？④各导联是否有伪差？

2. 必要的测量与分析　在常规工作中至少需测量以下几个数值：①心率；②P-R间期；③Q-T间期；④QRS时间；⑤心电轴的测定。

3. 心律的判断　分析心电图的第一个重要步骤，就是判断这帧心电图的基本心律。

4. 各导联图形的阅读及综合分析　在进行了以上两个步骤后，便应对各个导联的 P、QRS 及 ST-T 进行仔细地阅读，查明各个波的形状、时间、电压幅度是否在正常范围以内，然后将各导联的特点进行综合性分析。

5. 具体的心电图分析 从基本的节律（心律）、（心率）QRS 波群（宽度与高度）、心房 P 波与 QRS 波群的关系、ST-T 的改变等方面入手。

6. 系统重点地写出心电图特征 为了写好心电图特征，必须预先考虑好将要做出的心电图诊断。为了系统地描述出重要特征，可以根据心电图工作者的习惯及描写上的方便，或先写出肢体导联的特征，然后再写出胸前导联的特点。另一个方便的办法是先描述出各导联中 P 波的特征，然后写出 QRS 波群的改变，最后描写 ST 段及 T 波的有关特征。两种方法可以综合使用。

7. 结合临床资料进行心电图诊断 写心电图诊断，需注意下列 3 点：①应结合临床资料来考虑心电图诊断；②与过去的心电图资料进行联系；③写心电图诊断宜有固定的顺序及规格。建议：①先写出有关心律方面的诊断，并应首先写下基本（或主导）心律，然后附加其他有关心律方面的诊断；②如心电轴有明显的右或左偏，则应写出；③一般将心电图分为正常心电图、正常范围心电图、可疑心电图及异常心电图四大类。

特别注意不能仅仅依靠一份心电图的正常与否而对患者下诊断。

附录二　推算心率表

表 1　P-P 或 R-R 间期小格数（0.04 秒）计算心率

格数	心率	格数	心率	格数	心率	格数	心率	格数	心率	格数	心率	格数	心率
3.0	500	3.9	385	4.8	313	5.7	263	6.6	227	7.5	200	8.4	179
3.1	484	4.0	375	4.9	306	5.8	259	6.7	224	7.6	197	8.5	177
3.2	469	4.1	366	5.0	300	5.9	254	6.8	221	7.7	195	8.6	174
3.3	455	4.2	357	5.1	294	6.0	250	6.9	217	7.8	192	8.7	172
3.4	441	4.3	349	5.2	288	6.1	246	7.0	214	7.9	190	8.8	170
3.5	429	4.4	341	5.3	283	6.2	242	7.1	211	8.0	188	8.9	169
3.6	417	4.5	333	5.4	278	6.3	238	7.2	208	8.1	185	9.0	167
3.7	405	4.6	326	5.5	273	6.4	234	7.3	205	8.2	183	9.1	165
3.8	395	4.7	319	5.6	268	6.5	231	7.4	203	8.3	181	9.2	163

格数	心率	格数	心率	格数	心率	格数	心率	格数	心率	格数	心率	格数	心率
9.3	161	11.2	134	13.6	110	16.0	94	20.5	73	27	56	39	39
9.4	160	11.4	132	13.8	109	16.2	93	21.0	71	28	54	40	38
9.5	158	11.6	129	14.0	107	16.4	92	21.5	70	29	52	41	37
9.6	156	11.8	127	14.2	106	16.6	90	22.0	68	30	50	42	36
9.7	155	12.0	125	14.4	104	16.8	89	22.5	67	31	48	44	34
9.8	153	12.2	123	14.6	103	17.0	88	23.0	65	32	47	46	33
9.9	152	12.4	121	14.8	101	17.5	86	23.5	64	33	46	48	31
10.0	150	12.6	119	15.0	100	18.0	83	24.0	63	34	44	50	30
10.4	144	12.8	117	15.2	99	18.5	81	24.5	61	35	43		
10.6	142	13.0	115	15.4	97	19.0	79	25.0	60	36	42		
10.8	139	13.2	114	15.6	96	19.5	77	25.5	59	37	41		
11.0	136	13.4	112	15.8	95	20.0	75	26	58	38	40		

附录三 不同心率、心动周期 Q-T 间期的正常值

表 2 心动周期、心率与 Q-T 间期正常最高值对照表

RR（s）	心率	Q-T（s） 男	Q-T（s） 女	RR（s）	心率	Q-T（s） 男	Q-T（s） 女	RR（s）	心率	Q-T（s） 男	Q-T（s） 女
0.30	200	0.24	0.25	0.50	120	0.31	0.32	0.70	86	0.36	0.39
0.32	187	0.25	0.26	0.52	115	0.31	0.33	0.72	83	0.37	0.39
0.34	176	0.26	0.27	0.54	111	0.32	0.34	0.74	81	0.37	0.40
0.36	167	0.26	0.28	0.56	107	0.32	0.34	0.76	79	0.38	0.41
0.38	158	0.27	0.28	0.58	103	0.33	0.35	0.78	77	0.38	0.41
0.40	150	0.27	0.29	0.60	100	0.34	0.35	0.80	75	0.39	0.41
0.42	143	0.28	0.30	0.62	97	0.34	0.36	0.82	73	0.39	0.41
0.44	136	0.29	0.30	0.64	94	0.35	0.36	0.84	71	0.40	0.42
0.46	130	0.29	0.31	0.66	91	0.35	0.37	0.86	70	0.40	0.42
0.48	125	0.30	0.32	0.68	88	0.36	0.38	0.88	68	0.41	0.43

续表

RR (s)	心率	Q-T (s)		RR (s)	心率	Q-T (s)		RR (s)	心率	Q-T (s)	
		男	女			男	女			男	女
0.90	67	0.41	0.43	1.10	54	0.46	0.49	1.30	46	0.49	0.53
0.92	65	0.42	0.44	1.12	53	0.46	0.49	1.32	45	0.50	0.53
0.94	64	0.42	0.45	1.14	52	0.47	0.49	1.34	45	0.50	0.54
0.96	63	0.42	0.45	1.16	51	0.47	0.50	1.36	44	0.51	0.54
0.98	61	0.43	0.46	1.18	50	0.47	0.50	1.38	43	0.51	0.54
1.00	60	0.43	0.46	1.20	50	0.47	0.51	1.40	43	0.51	0.55
1.02	59	0.44	0.46	1.22	49	0.48	0.51	1.42	42	0.52	0.55
1.04	58	0.44	0.47	1.24	48	0.48	0.51	1.44	41	0.52	0.56
1.06	56	0.45	0.47	1.26	48	0.49	0.51	1.46	41	0.53	0.56
1.08	55	0.45	0.47	1.28	47	0.49	0.52	1.48	40	0.53	0.57

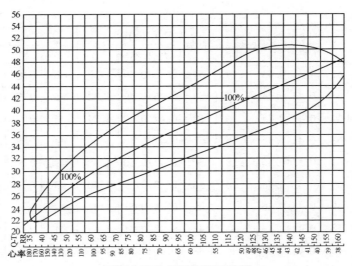

不同心率的 Q-T 间期正常值

表3　心电轴换算指数（1）

−Ⅲ／+I	1	2	3	4	5	6	7	8	9	10	11	12	13	14	15	16	17	18	19	20
1	−30	−57	−70	−73	−78	−82	−83	−84	−85	−86	−86	−86	−86	−85	−87	−87	−87	−87	−87	−88
2	5	−30	−47	−60	−65	−70	−73	−77	−78	−79	−81	−82	−82	−83	−83	−84	−84	−85	−85	−85
3	10	−8	−30	−41	−51	−60	−63	−67	−70	−72	−74	−77	−77	−78	−79	−79	−80	−81	−81	−81
4	28	8	−13	−30	−38	−47	−50	−60	−63	−66	−69	−71	−73	−74	−75	−76	−77	−78	−78	−79
5	20	7	−5	−18	−30	−38	−45	−51	−56	−60	−62	−65	−67	−69	−71	−74	−74	−74	−75	−75
6	22	11	2	−10	−19	−30	−36	−43	−49	−53	−57	−62	−62	−68	−68	−68	−70	−71	−72	−73
7	23	15	5	−4	−13	−23	−30	−36	−46	−46	−51	−54	−57	−60	−62	−64	−66	68	−69	−70
8	24	16	10	1	−7	−16	−22	−30	−35	−40	−45	−49	−52	−55	−58	−60	−62	−64	−65	−67
9	24	18	11	6	−3	−10	−17	−24	−30	−34	−39	−44	−47	−50	−53	−56	−58	−60	−61	−63

续表

-Ⅲ +Ⅰ	1	2	3	4	5	6	7	8	9	10	11	12	13	14	15	16	17	18	19	20
10	25	19	13	7	1	-7	-13	-19	24	-30	-35	-39	-42	-45	-49	-51	-54	-56	58	-60
11	25	20	15	10	4	-3	-9	-14	-20	-25	-30	-34	-38	-41	-44	-47	-50	-53	-54	-57
12	26	21	16	11	6	0	-5	-11	-16	-21	-25	-30	-34	-37	-41	-43	-46	-49	-51	-53
13	27	22	17	12	8	3	-2	-7	-12	-17	-22	-26	-30	-33	-37	-40	-43	-45	-48	-50
14	27	22	18	14	10	5	1	-5	-9	-14	-18	-22	-26	-30	-33	-37	-39	-42	-44	-47
15	27	23	20	15	12	7	3	-3	-7	-11	-15	-19	-23	-26	-30	-33	-36	-39	-42	-44
16	27	24	20	16	13	8	4	0	-6	-8	-12	-16	-19	-23	-26	-30	-33	-36	-39	-41
17	27	24	20	17	13	10	6	2	-2	-5	-9	-14	-17	-20	-21	-27	-30	-33	-36	-38
18	27	24	21	18	15	11	8	3	0	-4	-7	-11	-14	-18	-20	-24	-27	-30	-33	-35
19	27	25	21	18	15	12	9	5	2	-2	-5	-9	-12	-15	-18	-22	-25	-27	30	-32
20	27	25	22	19	17	13	10	6	3	0	-3	-7	-11	-13	-16	-19	-22	-25	-27	-30

表4　心电轴换算指数（2）

+Ⅲ −Ⅰ	1	2	3	4	5	6	7	8	9	10	11	12	13	14	15	16	17	18	19	20
1	150	120	110	105	102	99	98	97	96	95	95	94	94	94	93	93	93	93	93	92
2	180	130	130	120	112	109	106	102	101	100	99	99	98	97	97	97	96	95	95	95
3	−170	168	150	135	127	120	116	112	109	107	105	104	102	102	101	100	99	99	98	98
4	−167	−179	163	150	139	131	124	120	115	113	110	109	107	106	105	104	103	102	101	101
5	−161	−175	173	161	150	140	134	128	124	119	117	114	112	110	109	108	107	106	105	104
6	−158	−170	180	168	158	150	142	136	129	125	122	120	117	115	113	112	110	109	108	107
7	−158	−167	−175	175	166	157	150	143	138	138	129	125	122	120	117	116	114	113	112	110
8	−157	−164	−172	180	170	164	156	150	144	139	134	131	127	124	122	120	118	116	115	113
9	−156	−162	−169	−177	176	169	161	155	150	145	140	136	132	129	126	124	122	120	118	117
10	−155	−161	−168	−174	180	173	167	160	155	150	145	141	137	134	131	128	126	124	122	120

续表

+Ⅲ / -Ⅰ	1	2	3	4	5	6	7	8	9	10	11	12	13	14	15	16	17	18	19	20
11	-155	-160	-165	-172	-177	177	171	165	160	155	150	145	141	142	135	132	130	127	125	123
12	-154	-160	-164	-169	-175	180	174	169	164	159	154	150	146	142	139	136	133	131	132	127
13	-154	-160	-163	-168	-173	-178	177	172	167	163	158	154	150	146	143	140	137	134	132	130
14	-154	-158	-162	-167	-171	-175	180	175	170	168	161	157	153	150	146	143	140	138	135	133
15	-153	-157	-161	-169	-174	-178	178	173	169	164	161	157	153	150	146	144	144	141	138	136
16	-153	-157	-161	-164	-168	-172	-179	180	176	172	168	164	160	156	153	150	147	144	142	139
17	-153	-156	-159	-163	-166	-169	-173	-178	178	174	170	16	163	159	156	153	150	147	144	142
18	-153	-156	-159	-162	-166	-169	-173	-177	180	176	172	169	166	162	159	156	153	150	147	145
19	-153	-156	-159	-162	-165	-168	-171	-175	-178	178	175	171	168	165	162	158	156	153	150	147
20	-153	-156	-158	-160	-164	-167	-170	-173	-177	180	176	173	170	167	164	161	158	155	152	150

表5　心电轴换算指数（3）

-Ⅲ / -Ⅰ	1	2	3	4	5	6	7	8	9	10	11	12	13	14	15	16	17	18	19	20
1	204	-109	-104	-101	-99	-97	-96	-95	-95	-94	-94	-94	-93	-93	-93	-93	-93	-92	-92	-92
2	229	240	-113	-109	-106	-104	-102	-101	-100	-99	-98	-97	-97	-96	-96	-95	-95	-95	-95	-94
3	224	233	240	-115	-111	-109	-107	-105	-104	-102	-101	-101	-100	-99	-99	-98	-98	-97	-97	-97
4	221	229	235	240	-116	-113	-111	-109	-107	-106	-105	-104	-103	-102	-101	-101	-100	-100	-99	-99
5	219	226	236	236	240	-117	-114	-112	-110	-109	-107	-106	-105	-104	-104	-103	-102	-102	-101	-101
6	217	224	229	233	237	240	-117	-115	-113	-111	-110	-109	-108	-107	-106	-105	-104	-104	-103	-102
7	216	222	227	231	234	237	240	-117	-116	-114	-112	-111	-110	-109	-108	-107	-106	-105	-105	-104
8	215	221	225	229	232	235	237	240	-118	-116	-114	-113	-112	-114	-110	-109	-108	-107	-106	-106
9	215	220	224	227	230	233	236	238	240	-118	-116	-115	-114	-113	-111	-110	-110	-109	-108	-107
10	214	219	222	226	229	231	234	236	238	240	-118	-117	-115	-114	-113	-112	-111	-110	-110	-109

续表

-III / -I	1	2	3	4	5	6	7	8	9	10	11	12	13	14	15	16	17	18	19	20
11	214	218	221	225	227	230	232	234	236	238	240	-118	-117	-116	-115	-114	-113	-112	-111	-110
12	214	217	221	224	226	229	231	233	235	237	238	240	-118	-117	-116	-115	-114	113	-112	-111
13	213	217	220	223	225	228	230	232	234	235	237	238	240	-118	-117	-116	-115	-114	-113	-113
14	212	216	219	221	224	227	229	231	233	234	236	237	238	240	-118	-117	-116	-116	-115	-114
15	213	216	219	221	224	226	228	230	231	233	235	236	237	238	240	-118	-118	-117	-116	-115
16	213	215	218	221	223	225	227	229	230	232	234	235	236	237	238	240	-119	-118	-117	-116
17	213	215	218	220	222	224	226	228	230	231	233	234	235	236	238	239	240	-119	-118	-117
18	212	215	217	220	222	224	225	227	229	230	232	233	234	236	237	238	239	240	-119	-118
19	212	215	217	219	221	223	225	226	228	230	231	232	234	235	236	234	238	239	240	-119
20	212	214	217	219	221	222	224	226	227	229	230	231	233	234	235	236	237	238	239	240